Silke Hügl

Beitrag zur Minimierung der Insertionskräfte von Cochlea-Implantat-Elektrodenträgern

Berichte der Ilmenauer Mechanismentechnik (BIMT)

Herausgegeben von
Prof. Lena Zentner
Fachgebiet Nachgiebige Systeme an der TU Ilmenau

Band 8

Beitrag zur Minimierung der Insertionskräfte von Cochlea-Implantat-Elektrodenträgern

Untersuchung gerader, lateral liegender Elektrodenträger sowie deren Funktionalisierung mittels nachgiebiger Aktuatoren

Silke Hügl

Universitätsverlag Ilmenau
2023

Impressum

Bibliografische Information der Deutschen Nationalbibliothek
Die Deutsche Nationalbibliothek verzeichnet diese Publikation in der Deutschen Nationalbibliografie; detaillierte bibliografische Angaben sind im Internet über http://dnb.d-nb.de abrufbar.

Diese Arbeit hat der Fakultät für Maschinenbau der Technischen Universität Ilmenau als Dissertation vorgelegen.

Tag der Einreichung:	10. September 2021
1. Gutachterin:	Univ.-Prof. Dr.-Ing. habil. Lena Zentner (Technische Universität Ilmenau)
2. Gutachter:	Univ.-Prof. Dr.-Ing. Karsten Seidl (Universität Duisburg-Essen)
3. Gutachter:	apl. Prof. Dr. med. Omid Majdani (HNO-Klinikum Wolfsburg)
Tag der Verteidigung:	31. Mai 2022

Technische Universität Ilmenau/Universitätsbibliothek
Universitätsverlag Ilmenau
Postfach 10 05 65
98684 Ilmenau
https://www.tu-ilmenau.de/universitaetsverlag

ISSN 2194-9476
ISBN 978-3-86360-264-2 (Druckausgabe)
DOI 10.22032/dbt.53719
URN urn:nbn:de:gbv:ilm1-2022000377

Vorwort

Die vorliegende Arbeit entstand während meiner Tätigkeit (02/2013 - 10/2019) als wissenschaftliche Mitarbeiterin in der Arbeitsgruppe für computer-assistierte Chirurgie (Leitung: apl. Prof. Dr. med. Omid Majdani (bis 07/2016); Dr.-Ing. Thomas S. Rau (ab 08/2016)) der Klinik für Hals-Nasen-Ohren-Heilkunde von Prof. Prof. h.c. Dr. med. Thomas Lenarz an der Medizinischen Hochschule Hannover und somit als externe Arbeit der Technischen Universität Ilmenau im Fachgebiet Nachgiebige Systeme bei Univ.-Prof. Dr.-Ing. habil. Lena Zentner. Diese Zeilen seien den Menschen gewidmet, die mir während dieser Arbeit mit ihrem Fachwissen und ihrer Unterstützung zur Seite standen.

Allen voran möchte ich Univ.-Prof. Dr.-Ing. habil. Lena Zentner ganz herzlich für die Möglichkeit danken, diese Arbeit im Fachgebiet Nachgiebige Systeme der TU Ilmenau unter ihrer Beratung absolvieren zu dürfen. Mit ihrer respektvollen und stets unterstützenden Art der Betreuung ist sie mir zu einem Vorbild geworden. Selbst mein beruflicher Branchenwechsel hat ihre Zuversicht in diese Arbeit nicht eingeschränkt und ihre Offenheit für Ideen, wissenschaftliche Diskussionen und Gespräche über den fachlichen Rahmen hinaus war Anregung für weit mehr als diese Arbeit.
Für die Übernahme der Gutachten und das damit verbundene Interesse an der Arbeit möchte ich apl. Prof. Dr. med. Omid Majdani und Univ.-Prof. Dr.-Ing. Karsten Seidl danken. Bei allem Interesse an technischen, kreativen Lösungen hat apl. Prof. Dr. med. Omid Majdani stets die Verbesserung für Patienten in den Mittelpunkt gerückt und mir diese Sichtweise bereits während der ersten Zeit meiner wissenschaftlichen Tätigkeit als unerlässlich vermittelt.
Allen Kolleginnen und Kollegen des Fachgebietes Nachgiebige Systeme möchte ich für den kreativen, ingenieurwissenschaftlichen Austausch danken, stellvertretend genannt seien hier: Dr.-Ing. Stefan Griebel, Dr.-Ing. Mirna Issa, Dr.-Ing. Sebastian Linss und Dipl.-Ing. Clemens Wystup.
Den Kolleginnen und Kollegen der Klinik für Hals-Nasen-Ohren-Heilkunde, des VIANNA und des NIFE in Hannover möchte ich für die zahlreichen Diskussionen, die meist weit über den eigenen Fachbereich hinaus gingen, danken. Diesen interdisziplinären Austausch habe ich stets als sehr wertvoll und bereichernd empfunden: M. Sc. Regina Abendroth, Dr. rer. nat. Wouter van Drunen, Dr. rer. biol. hum. G. Jakob Lexow, Dr. rer. nat. Mathias

Müller, Friederike Pohl PhD, Dr. med. vet. Jana Schwieger, M. Sc. Nuha Suzaly, M. Geraldine Zuniga MD.
Schon zum Ende meines Masterstudiums hatte ich das Glück, mit Univ.-Prof. Dipl.-Ing. Dr. med. (habil.) Hartmut Witte, Dr. rer. nat. Cornelius Schilling und Dipl.-Biol. Danja Voges über die (damals noch rein theoretische) Möglichkeit einer Promotion sprechen zu können und bis heute sind mir viele dieser Denkanstöße in Erinnerung geblieben.
Und so möchte ich mich auch bei allen Studierenden, die ich wiederum während ihrer Hiwi-Tätigkeit, Praktika oder Abschlussarbeiten direkt oder als Teil des Laborteams unterstützen durfte, für das entgegengebrachte Vertrauen bedanken: Nina Aldag, Shari Barati, Alexander Becker, Tobias Blum, Denise Blume, Emine Cemen, Jakob Cramer, Anna S. Frisch, René Gansel, Lena Geiger, Claudia Glaubitz (geb. Weiss), Maximilian Henke, Christina Odden (geb. Keller), Tim Kobelt, Tobias Krail, Gavin Kurze, Francily N. Limba, Jan Mairose, Evelyn Pleger (geb. Semke), Christoph Rostkowski, Katharina Rülander, Tanja Schubert, Veronika Shmatko, Katharina Spichal (geb. Koch), Björn Spoida, Max Steinfeld, Sina Witte, Jennifer Wozniak. Es war mir eine Freude, Euch bei den ersten und teilweise auch weiteren Schritten in der Wissenschaft und universitären Forschung zu unterstützen und zu begleiten. Ich bin dankbar für diese Zusammenarbeit, bei der ich stets auch viel von jedem von Euch lernen durfte.

Die letzten Zeilen seien meiner Familie gewidmet.
Bei meinen Eltern möchte ich mich für die immerwährende Unterstützung und Zuversicht, die mich stets begleitet hat, herzlichst bedanken. Ihr wart immer für mich da und habt weitaus mehr für mich getan, als ich in diesem Rahmen jemals benennen könnte. Meinem Mann Sebastian gebührt größter Dank für sein bedingungsloses Verständnis und den verlässlichen Optimismus, von dem ich schöpfen durfte, wann immer ich selbst keinen mehr hatte.
Eure Motivation, Geduld und Unterstützung waren mir ein unersetzlicher Rückhalt und stabiler Zufluchtsort voll Liebe und Geborgenheit während dieser Promotionszeit.

Danke Euch allen von Herzen!

Kurzfassung

Sensorineurale Hörstörungen können mit einem Cochlea-Implantat behandelt werden. Der zu implantierende Teil des Cochlea-Implantat-Systems besteht aus Empfängerspule und Elektrodenträger. Der Elektrodenträger wird vom Chirurgen in die Cochlea inseriert, um dort die geschädigten Haarzellen zu ersetzen und die elektrische Stimulation des Hörnervs zu übernehmen.

Diese manuelle Insertion des Elektrodenträgers in die Cochlea soll möglichst vorsichtig erfolgen, um keine intra-cochleären Strukturen zu beschädigen sowie post-operative Entzündungen und die iatrogene Ertaubung von Patienten mit Restgehör zu vermeiden, weswegen für diese Herangehensweise der Begriff „Soft Surgery" geprägt wurde (Lehnhardt 1993).

Die vorliegende Arbeit befasst sich mit dem Elektrodenträger und dessen Insertionsprozess in die Cochlea. Dazu werden zunächst digitale und anschließend physikalische, planare Modelle der humanen Cochlea erstellt, die die morphologische Variation abbilden. Diese werden anschließend für Insertionsstudien verwendet, welche dazu dienen, die Insertionskräfte während der Insertion zu messen. Es werden Einflussfaktoren auf den Insertionsprozess systematisiert und drei davon anhand von Studien mit eigens hergestellten Labormustern untersucht: Die Geometrie der Cochleamodelle, die Insertionsgeschwindigkeit des Elektrodenträgers und eine Beschichtung des Elektrodenträgers. Die Insertionsstudie in Cochleamodelle unterschiedlicher Größe wird verwendet, um die Abhängigkeit der Insertionskräfte von der Geometrie der Modelle zu analysieren. Der Einfluss der Insertionsgeschwindigkeiten und die Beschichtung des Elektrodenträgers werden mit dem Ziel einer Reduktion der Insertionskräfte untersucht.

Abschließend wird ein fluidisch-aktuierter, nachgiebiger Mechanismus zur Funktionalisierung des Elektrodenträgers betrachtet. Zunächst wird ein im spannungsfreien Zustand gerader Mechanismus analysiert. Die Skalierbarkeit des vorgeschlagenen nachgiebigen Mechanismus wird analytisch und numerisch gezeigt. Anschließend liefert die Synthese des fluidmechanischen Aktuators dessen geometrische Maße, um unter Druckbeaufschlagung mit definiertem Druck einer vorgegebenen Form zu entsprechen. Diese Synthese wird angewandt, um die Geometrien eines nachgiebigen Mechanismus für drei unterschiedlich große Formen der Cochlea zu bestimmen.

Abstract

A cochlear implant can be used to treat sensorineural hearing disorders. The receiver coil and the electrode carrier are the parts of the cochlear implant system that are being implanted. The surgeon inserts the electrode carrier into the cochlea to replace damaged hair cells and to enable the electrical stimulation of the hearing nerve. Lehnhardt (1993) defined the term "soft surgery". The term describes the need for careful handling during manual insertion of the electrode carrier, in order to avoid any damage to intracochlear structures, to reduce post-operative inflammation, and to curtail further iatrogenic hearing loss of patients with residual hearing.

The presented thesis addresses the electrode carrier and its insertion process into the cochlea. Firstly, digital and then physical, planar models of the human cochlea with their morphological variation were established. Those cochlear models are then used, along with customized, inhouse manufactured laboratory samples of an electrode carrier, to analyze the insertion forces during the insertion.

Factors having an effect on the insertion process are systematized. Three fractors, in particular, are further analyzed: the geometry of cochlear models, the insertion speed and a coating on the electrode carrier. An insertion study with cochlear models of different sizes is used to define the dependency of insertion forces on the geometry of the models. The insertion speeds and the coating on the electrode carrier were analyzed with the aim to reduce the insertion forces.

Finally, a fluid-actuated, compliant mechanism is examined with regard to functionalizing an electrode carrier. Firstly, a compliant mechanism is considered, which has a straight shape in its stressless state. The scalability of the presented compliant mechanism is analytically and numerically demonstrated.

Following, the synthesis of the fluid-mechanical actuator provides its geometrical measures to show a predetermined shape under application with a defined pressure. This synthesis is used to define the geometry of a compliant mechanism for three different sizes of cochlear shapes.

Inhaltsverzeichnis

Abbildungsverzeichnis

Tabellenverzeichnis

Abkürzungs- und Symbolverzeichnis

Abkürzungsverzeichnis

μCT	Mikro-Computertomographie
2D	zweidimensional
3D	dreidimensional
BDNF	brain-derived neurotrophic factor; Wachstumsfaktor, Gruppe der Neurotrophine
BM	Basilarmembran
BTE	behind the ear; CI-Prozessor
CAD	Computer-Aided Design
CI	Cochlea-Implantat
CM	Cochleamodell
CT	Computertomographie
DICOM	Digital Imaging and Communications in Medicine; Standard für das Speichern von medizinischen Bilddaten
DVT	digitale Volumentomographie
E-Modul	Elastizitätsmodul
EAC	elektro-aktive Keramik
EAP	elektro-aktives Polymer
EAS	elektrisch-akustische Stimulation
ET	Elektrodenträger
FE	Finite Elemente
HZ	Haarzellen
KMS	Koordinatenmesssystem
LSO	Lamina spiralis ossea

LUH	Leibniz Universität Hannover
MHH	Medizinische Hochschule Hannover
MSCs	mesenchymale Stammzellen
NaCl	Natriumchlorid
OTE	off the ear; CI-Prozessor
PAM	pneumatic artificial muscle
PCA	Singulärwertzerlegung
PLA	Polylactide
PTFE	Polytetrafluoroethylen
RM	Reissner-Membran
SM	Scala media
ST	Scala tympani
SV	Scala vestibuli
TK	Testkörper

Symbolverzeichnis

A, A_{in}	Querschnittsfläche in mm^2
α	Winkel in °
$\alpha_1, \ldots, \alpha_3$	Materialkonstanten des hyperelastischen Materialmodells nach Ogden
b	Kreisbogen in mm
β	Winkel in °
c	Schallgeschwindigkeit in m/s
δ	Winkel in °
D_{kms}	Distanz zwischen den Eckpunkten des Legoblocks, gemessen mittels Koordinatenmesssystem in mm
D_{korr}	korrigierte Distanz zwischen den Eckpunkten des Legoblocks in mm
E	Elastizitätsmodul in N/mm^2
ϵ	Winkel in °

f	Skalierungsfaktor
F	Insertionskraft in mN
γ	Winkel in °
h, h_k	Abstand des Fadens von der Mittelachse des nachgiebigen (konischen) Aktuators in mm
I	axiales Flächenträgheitsmoment in mm^4
κ	Krümmung in mm^{-1}
l	Gesamtlänge des Testkörpers in mm
M	Mittelpunkt, Modiolus
$\mu_1, \dots, \mu_3$	Materialkonstanten des hyperelastischen Materialmodells nach Ogden
n, $\mathrm{n_{Schliff}}$, $\mathrm{n_{\mu CT}}$	Anzahl der verwendeten Proben bei Insertionsstudien; Datenquelle unterschieden nach Schliffpräpraration und Mikro-Computertomographie
ν	Poisson- auch Querkontraktionszahl
p	Druck in bar
φ	Winkel in °
π	Kreiszahl
r_{VK}	Innenradius in mm, bei Erreichen eines Vollkreises
R	Krümmungsradius in mm
r_a, r_i	Aussen-/ Innenradius in mm
ρ	Dichte in kg/m^3
σ_{tan}	Tangentialspannung in N/m^2
$\sum$	Summe
t	Wanddicke des Silikonmantels in mm
v	Insertionsgeschwindigkeit in mm/s
x	x-Achse, Längsachse
y	y-Achse

Z	(akustische) Impedanz in Ns/m^3
z	z-Achse
$\varnothing$	Durchmesser in mm

1 Einleitung

1.1 Motivation

Die Forschung zu Hörstörungen und den Möglichkeiten zu deren Therapie lässt sich wie eine Erfolgsgeschichte schreiben. Bereits 1957 konnten André Djourno und Charles Eyriès in Paris erfolgreich Teile des Hörnervs durch eine implantierte Elektrode stimulieren (Eshraghi et al. 2012; Mudry et al. 2013; Lenarz 2017b). 1961 ging der Nobelpreis für Medizin an Georg von Békésy „für seine Entdeckung des physikalischen Stimulationsmechanismus in der Cochlea“[1]. Im gleichen Jahr wurde von William House und John Doyle in Los Angeles (USA) erstmalig ein Elektrodenträger (ET) zur Stimulation in die Cochlea (Innenohr) eines Patienten implantiert (Mudry et al. 2013). In den darauf folgenden Jahren wurden erste wissenschaftliche Arbeiten über dieses Verfahren und die physiologischen Grundlagen veröffentlicht (Doyle et al. 1963; Zöllner et al. 1963; Simmons 1966). Das hat dazu geführt, dass verschiedene Forschungsgruppen insbesondere in den USA (Simmons 1969; Schindler 1976), Österreich (Hochmair-Desoyer et al. 1980), Frankreich (Pialoux et al. 1979) und Australien (Clark et al. 1977) an der Weiterentwicklung von ET mit mehr als einem Stimulationskontakt und an der Verbesserung der Biokompatibilität arbeiteten, um langfristigen Nutzen für die Patienten zu ermöglichen (Wilson et al. 2008; Mudry et al. 2013; Lenarz 2017b). Die nachfolgende Kommerzialisierung machte Cochlea-Implantat-Systeme schließlich einer größeren Patientengruppe zunächst in Nordamerika, Europa und Australien verfügbar (Mudry et al. 2013).

Simmons (1969) Wunsch, dass ein „künstliches Innenohr irgendwann zumindest für einige Personen mit Hörstörungen einen grundlegenden Höreindruck ermöglichen kann“[2], kann rückblickend aus heutiger Sicht als erfüllt betrachtet werden.

[1] Übersetzung der Autorin, „[...] for his discoveries of the physical mechanism of Stimulation within the cochlea.“ Nobel Media AB 2017

[2] Übersetzung der Autorin, „[...] an artificial inner ear will eventually be able to provide at least marginal hearing for some persons with sensorineural deafness.“ Simmons 1969

Mitte 2006 waren geschätzt rund 110.000 Patienten weltweit mit einem Cochlea-Implantat (CI) versorgt (Wilson et al. 2008). Bereits ein Jahrzehnt später wird diese Zahl auf 500.000 geschätzt (Lenarz 2017a) und jährlich werden rund 65.000 weitere Implantationen weltweit durchgeführt (Weber et al. 2017).
Die bisherigen großen Errungenschaften der Erfolgsgeschichte „Cochlea-Implantat“, als erstem Ersatz eines menschlichen Sinnesorgans, welcher in der klinischen Routine Verbreitung findet, dürfen jedoch nicht darüber hinweg täuschen, dass nach wie vor großer Forschungs- und klinischer Handlungsbedarf besteht (Lenarz 2017b; Dazert et al. 2020).
Immer noch leiden rund 15 % der Weltbevölkerung (im Alter $>$ 15 Jahren) unter Hörverlust, wovon ein Drittel dadurch in seinem Alltag und Erwerbsleben spürbar eingeschränkt wird (World Health Organization 2012; Gröschel et al. 2018). Das entspricht rund 430 Millionen Menschen (World Health Organization 2021). In Deutschland könnten rund 1 Million Menschen von der Versorgung mit einem CI profitieren. Da jedoch nur rund 50.000 bereits implantiert sind, entspricht das einer Versorgungsquote von nur rund 5 % (Lenarz 2017c). Diese deutliche Versorgungslücke ist insofern bedeutsam, weil Hörverlust ganz allgemein ein Risikofaktor für verspäteten und verlangsamten Spracherwerb, geringeres Einkommen, Arbeitslosigkeit, Frühverrentung, soziale Isolation, Depression, Demenz und Stürze ist (Ramsey et al. 2017; World Health Organization 2017, 2021).
Speziell Kinder erfahren zusätzlich zu sozialer Ausgrenzung sowie einer verzögerten Sprachentwicklung auch Nachteile bei der Schulbildung (Ramsey et al. 2017). Dabei gehen sprachliche Defizite bei Kindern, ausgelöst durch Hörverlust vor oder während der Phase des Spracherwerbs, deutlich über das reine (akustische) Verstehen, Identifizieren und Formulieren einzelner Worte hinaus. So konnte gezeigt werden, dass komplexe grammatikalische Satzstrukturen mit Passiv- und Relativsätzen sowie einer Verschiebung der Satzteile gegenüber der klassischen Wortstellung (Subjekt-Prädikat-Objekt) von Kindern mit Hörverlust (trotz dessen Therapie mit Hörgerät oder CI) deutlich schlechter verstanden und interpretiert werden können als von gleichaltrigen, normalhörenden Kindern (Ruigendijk et al. 2017). Da entsprechende Satzstrukturen insbesondere im Unterricht vorkommen, hat diese Einschränkung weitreichende Folgen für den generellen Schulerfolg und darauf folgend langfristig auch für das Erwerbsleben dieser Kinder im Erwachsenenalter. Grundsätzlich können Kinder, die vor dem Spracherwerb ein CI bekommen, in Bezug auf ihr Bildungslevel und den Beschäftigungsgrad mit Kindern ohne Hörverlust gleichziehen (Venail et al. 2010). Trotzdem ist der durchschnittliche Schulabschluss von Kindern mit CI aktuell schlechter als

der der Gesamtbevölkerung (Dazert et al. 2020). Es wird allerdings damit gerechnet, dass sich diese Daten angleichen, da durch das in einigen Ländern eingeführte Neugeborenen-Screening eine frühzeitige Versorgung immer häufiger ermöglicht wird. Summiert man diese Nachteile von Kindern und Erwachsenen und versucht, diese als finanzielle Belastung zu beziffern, so kam man 2017 auf Schätzungen von 750 - 790 Milliarden international Dollar (entspricht US Dollar) weltweit pro Jahr (World Health Organization 2017). Nur wenige Jahre später wird diese Zahl bereits auf über 980 Milliarden international Dollar geschätzt (World Health Organization 2021). Dazu zählen Kosten im Gesundheitssektor ebenso wie die Kosten durch Produktivitätsverlust sowie dem erhöhten Risiko von Arbeitslosigkeit und Frühverrentung. Dem gegenüber wird die Versorgung mit einem Cochlea-Implantat mit Kosten von rund 28.000 € sowie weiteren 50.000 € für die Nachsorge und Hörrehabilitation beziffert (Dazert et al. 2020).

1.2 Problemstellung

Retrospektive Studien weisen darauf hin, dass das Restgehör eines Patienten mit sensorineuraler Hörstörung grundsätzlich mit allen aktuell verwendeten Typen von ET-Formen und deren Ziellage innerhalb der Cochlea (lateral, perimodiolar, midscala) erhalten werden kann (Wanna et al. 2017). Trotzdem zeigt sich, dass die Wahrscheinlichkeit das Restgehör zu erhalten, bei Verwendung von initial geraden ET, welche dann lateral in der Cochlea platziert werden, höher ist (rund 3 - 5x), als bei Implantation von vorgekrümmten ET, die dicht an der Spiralachse der Cochlea (Modiolus) liegen (Wanna et al. 2017). Dieser Zusammenhang ist nicht nur wenige Wochen nach der Implantation, sondern auch längerfristig ($>$ 1 Jahr nach Implantation) erkennbar (Wanna et al. 2017). Einer der Gründe für den Verlust des Restgehörs kann ein Wechsel des ET zwischen den membranös abgegrenzten, fluid-gefüllten Kammern innerhalb der Cochlea sein (Scala Dislokation). Eine solche Scala Dislokation kann bereits während der Insertions des ET in die Cochlea auftreten. Auf einem post-operativen digitale Volumentomographie (DVT) Scan lässt sich diese fehlerhafte Platzierung des Implantates zwar erkennen, allerdings sind dabei bereits irreparable Schäden erfolgt. Anatomisch bedingt kommt es bei einem Wechsel des ET zwischen den Scalen der Cochlea immer zu intra-cochleärem Trauma: Entweder zu einem Riss einer oder mehrerer Membranen oder einem Bruch der dünnen Knochenlamelle (Lamina spiralis ossea (LSO)). Boyer et al. (2015) haben bei $n = 31$ Insertionen mit einem vorgekrümmten ET (Contour

Advance, CI512, Cochlear Ltd., Australien) acht Fälle von Scala Dislokation beobachtet, während bei n = 30 Insertionen mit lateralen ET nur ein Fall einer Dislokation aufgetreten ist. Ähnliche Ergebnisse berichten auch Mittmann et al. (2015b), die bei n = 85 Insertionen eines vorgekrümmten ET (Contour Advance, CI512, Cochlear Ltd., Australien) 27 Scala Dislokationen beobachtet haben.

Intra-cochleäres Trauma kann ebenfalls auftreten, wenn die Spitze des inserierten ET innerhalb der Cochlea umknickt (Tip fold-over). Zuniga et al. (2017) untersuchten 303 implantierte Cochleae und fanden dabei sechs Fälle (entspricht 1,98 %) von Tip fold-over. Bei fünf dieser Fälle kamen vorgekrümmte ET zum Einsatz. Eine Meta-Studie über 33 Originalpublikationen konnte ein signifikant höheres Risiko für Scala Dislokationen bei vorgekrümmten gegenüber geraden ET (43 % zu 7 %) zeigen, sowie häufigere Tip fold-over bei vorgekrümmten ET (Jwair et al. 2020). Darüber hinaus war das Auftreten einer Scala Dislokation verknüpft mit Einschränkung des Restgehörs (Wanna et al. 2015) und schlechteren Ergebnissen im Sprachverstehen (Jwair et al. 2020). Diese Studien weisen deutlich auf den weiteren Forschungs- und Entwicklungsbedarf bei Design und Insertionstechnik von ET hin.

Die Untersuchungen von Liebscher et al. (2020) zeigen, dass neuere Typen vorgekrümmter ET das Risiko einer Scala Dislokation verringern können (von 32,3 % auf 5,1 %), während weitere Studien gar keine Dislokation mehr beobachten konnten (Aschendorff et al. 2017; Iso-Mustajärvi et al. 2020). Als Ursache der Verbesserung wird der verringerte Durchmesser des neueren ET (Slim Modiolar, CI532, Cochlear Ltd., Australien) angenommen. Bereits 2008 haben Wilson et al. (2008) diverse Möglichkeiten für zukünftige Weiterentwicklungen vorgeschlagen, darunter:

1. Verbesserung der intra-cochleären Platzierung von ET möglichst nahe an den Spiralganglienzellen
2. Anregung des Nervenwachstums in Richtung des ET
3. Entwicklung neuer Methoden für eine präzise, lokale Stimulation
4. Ausweitung der kombinierten elektrisch-akustischen Stimulation (EAS), für Patienten mit Restgehör aber unzureichendem Sprachverstehen
5. Verbesserung der chirurgischen und medikamentösen Behandlung zum Erhalt des Restgehörs nach Implantation

Die beiden erstgenannten Ansätze zielen grundsätzlich darauf ab, den Abstand zwischen dem Ursprung (Stimulationskontakt im ET) und dem Ziel (Spiralganglienzelle) der elektrischen Stimulation zu verringern, um in der Folge eine höhere räumliche Auflösung und damit eine Verbesserung der frequenzspezifischen Auflösung erreichen zu können. Auch einige Jahre später haben diese Forschungsansätze nicht an Relevanz verloren. So führt Lenarz (2017b) unter anderem folgende offene Forschungsziele auf:

1. Verbesserung des Interfaces zwischen Nerven und Elektrodenkontakten, durch:
    - eine Positionierung des ET nahe am Modiolus der Cochlea
    - Applikation von Wachstumsfaktoren zum Erhalt der Spiralganglienzellen und Anregung der Aussprossung
    - Strukturierung der Oberfläche der Stimulationskontakte als Kontaktfläche der Dendriten
2. robotisch-unterstützte, minimal-invasive Cochlea-Implantation

Die zwingende Basis für die Verbesserung des Nerven-Elektroden-Interfaces ist dabei der Erhalt der intra-cochleären Strukturen während der Insertion des ET in die Cochlea. Ishii et al. (1995) konnten zeigen, dass bereits Kräfte von 0,026 - 0,039 N ausreichend für die Ruptur der Basilarmembran (BM) innerhalb der Cochlea sein können. Das motivierte die Betrachtung der während der Insertion des ET in die Cochlea auftretenden Kräfte (Insertionskräfte) in Laborstudien. Darüber hinaus lässt sich daraus die Annahme ableiten, dass grundsätzlich möglichst geringe Insertionskräfte zu präferieren sind und als ein Ziel für die Weiterentwicklung von ET sowie der Insertionstechnik gelten sollten (Roland 2005, Miroir et al. 2012, Nguyen et al. 2014, Rohani et al. 2014, Mirsalehi et al. 2017[SH]).

1.3 Zielsetzung und Vorgehensweise

Das grundlegende Ziel der vorliegenden Arbeit ist, ausgewählte Einflussfaktoren auf die Insertionskräfte, welche bei der Insertion von Cochlea-Implantat-Elektrodenträgern auftreten, systematisch zu beschreiben. Die einzelnen Faktoren sollen dabei zunächst analysiert werden, um anschließend Methoden für die Senkung der Insertionskräfte vorzuschlagen. Darauf aufbauend soll untersucht werden, wie die Distanz zwischen dem Elektrodenträger und den Spiralganglienzellen innerhalb der Cochlea verringert werden kann – mit dem langfristigen Ziel der Verbesserung der frequenzspezifischen Stimulation:

1. Identifikation, Beschreibung und Analyse ausgewählter Einflussfaktoren von Patient (Cochleageometrie), Chirurg (Insertionsgeschwindigkeit) und ET (Beschichtung, Funktionalisierung) auf die Insertionskräfte.
2. Erarbeitung von Vorschlägen mit dem Ziel der Senkung von Insertionskräften.
3. Analyse nachgiebiger Mechanismen für die Funktionalisierung von ET mit dem Ziel der individualisierten Krümmung des ET zur Kontaktreduktion während der Insertion, Vermeidung von Insertionskräften und gezielten Lage nahe des Modiolus nach Insertion.

Der grundsätzliche Aufbau der Arbeit (vgl. Abb. 1.1) beginnt in Kapitel 2 (ab S. 27) mit einer Übersicht über die Funktionsweise des Hörens sowie therapeutischen Maßnahmen bei Hörverlust, mit dem Fokus auf Cochlea-Implantaten. Der Stand der Technik sowie der Stand der aktuellen Forschung auf dem Gebiet der Elektrodenträger eines CI-Systems bilden die Grundlage, um eine Funktionalisierung mit nachgiebigen Mechanismen zu analysieren. Dazu wird dieses Kapitel mit der grundlegenden Erläuterung und Klassifikation von nachgiebigen Systemen im Allgemeinen und dem Stand der Technik von fluidmechanischen Aktuatoren im Speziellen abgeschlossen.
In Kapitel 3 (ab S. 53) wird die Modellbildung der humanen Cochlea beschrieben. Die bereits bestehende Methode der Schliffpräparation in Epoxidharz eingebetteter Felsenbeinpräparate wird kurz vorgestellt, um anschließend die Automatisierung dieser Methode zu entwickeln und anhand künstlicher Proben zu evaluieren. Die durch Segmentierung und Fertigung erstellten digitalen und physikalischen Modelle der Cochlea werden für die beiden nachfolgenden Kapitel 4 und 5 benötigt.
In Kapitel 4 (ab S. 71) wird der Einfluss der Insertionsgeschwindigkeit, der Einfluss einer Beschichtung auf dem ET sowie der Einfluss verschiedener Cochleageometrien (in Form von artifiziellen Cochleamodellen mit anatomisch relevanter Variation) auf die Insertionskräfte in vergleichenden Insertionsstudien untersucht. Nach einer kurzen Darstellung der aktuellen Studienlage werden die eigenen Methoden erläutert. Der für die Studien entwickelte Prüfstand, dessen Softwareansteuerung sowie die Fertigung der ET-Proben werden vorgestellt, bevor abschließend die Insertionsstudien dargestellt werden.

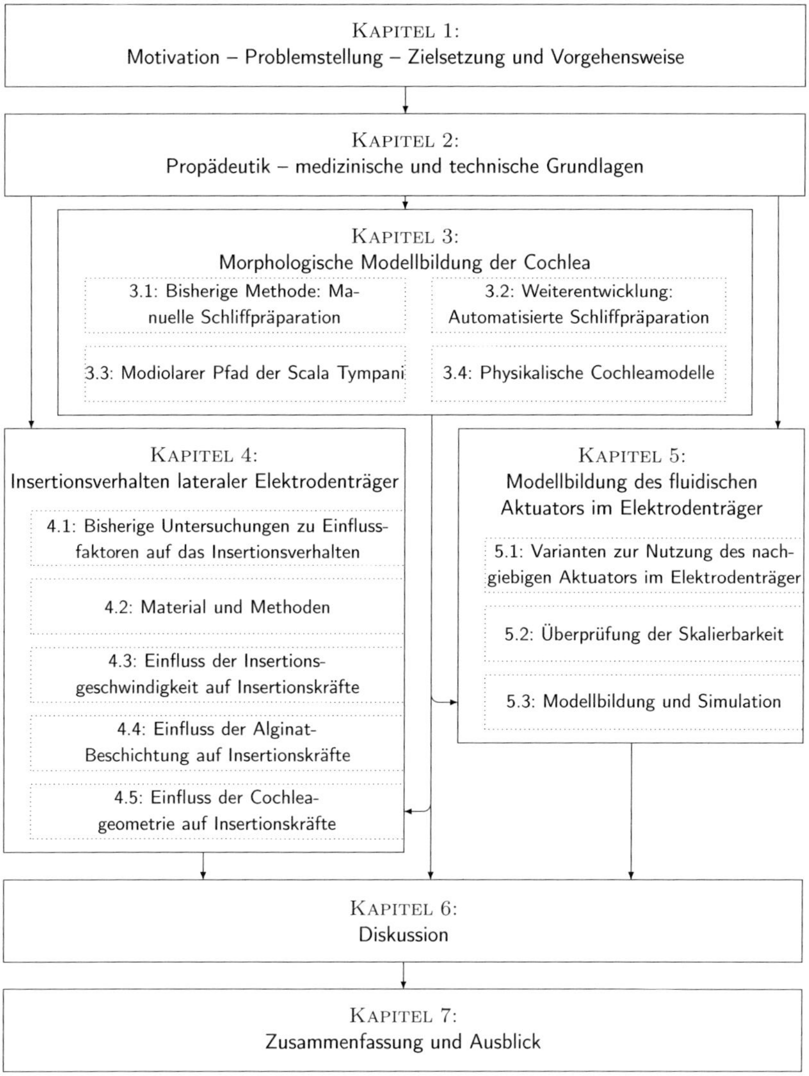

Abbildung 1.1: Schema über den Aufbau der Arbeit (exklusive aller Verzeichnisse und Anhang)

In Kapitel 5 (ab S. 99) wird eine Funktionalisierung des ETs mit einem nachgiebigen, fluidmechanischen Aktuator für eine individuelle Krümmung analysiert. Dazu wird zunächst die geometrische Skalierbarkeit sowohl analytisch als auch numerisch betrachtet. Die anschließende analytische und numerische Modellbildung greift auf die ermittelten Cochlea-Geometrien aus Kapitel 3 zurück.
In Kapitel 6 (ab S. 119) folgt eine kritische Betrachtung der zuvor dargestellten eigenen Analysen und Untersuchungen. Die Arbeit wird mit der Zusammenfassung in Kapitel 7 (ab S. 125) abgeschlossen, welche ergänzend einen Ausblick auf weiterführende Forschungsthemen bietet und aufzeigt, welche neuen Forschungsfragen sich aus der vorliegenden Arbeit ableiten lassen.
In Anhang A (ab S. 169) der vorliegenden Arbeit befinden sich ergänzende Informationen sowie Übersichten zur vorgestellten Forschung. Einige Abschnitte der vorliegenden Arbeit sind bereits in Fachzeitschriften veröffentlicht worden und entsprechend im Text zitiert. Eine Veröffentlichung unter Beitrag, aber nicht Erstautorenschaft, der Autorin ist an Quellenverweisen im Text (ausgenommen Anhang) mittels Hochstellung der Initialen gekennzeichnet (beispielsweise Zentner et al. 2014[SH]).

2 Propädeutik – medizinische und technische Grundlagen

2.1 Hören, Hörverlust und dessen Therapieansatz

2.1.1 Funktionsweise des Hörens

Anatomie Das Ohr wird anatomisch in die drei Abschnitte Außen-, Mittel- und Innenohr untergliedert (vgl. Abb. 2.1), die funktionell unterschiedliche Aufgaben erfüllen. Der Vorgang des Hörens beginnt am Außenohr, welches die Ohrmuschel (*Auricula*) und den Gehörgang umfasst. Die bogenförmig verlaufenden Rinnen und Wülste der Ohrmuschel sind in ihrer Form erblich bedingt und bestehen, bis auf das Ohrläppchen, aus elastischem Knorpel.

Der Gehörgang wird, abhängig von seiner Wandbeschaffenheit, in einen äußeren, knorpeligen und einen knöchernen Anteil unterteilt. Dabei entfallen rund 2/3 des insgesamt 3 - 4 cm langen Gehörgangs auf den knorpeligen Anteil. Die Haut des Gehörgangs enthält Talgdrüsen, deren Sekret zusammen mit abgestorbenen Epithelzellen den Ohrenschmalz (*Zerumen*) bilden, welcher von den Haaren im Gehörgang kontinuierlich nach außen transportiert wird. Der Gehörgang endet medial am Trommelfell (*Membrana tympanica*), welches als Membran mit ~ 10 mm Durchmesser im Gehörgang aufgespannt ist und das Außenohr begrenzt (Clark 2003).

An das Außenohr schließt sich das Mittelohr, bestehend aus Paukenhöhle, Gehörknöchelchen und Ohrtrompete, an. Die Ohrtrompete (*Tuba auditiva* oder Eustachische Röhre) ist eine röhrenartige Verbindung von etwa 4 cm Länge zwischen der Paukenhöhle und dem Nasenrachenraum. Innerhalb der dadurch luftgefüllten Paukenhöhle befindet sich die Gehörknöchelchenkette aus Hammer (*Malleus*), Amboss (*Incus*) und Steigbügel (*Stapes*). Die drei Gehörknöchelchen verbinden somit gelenkig das Trommelfell mit dem Innenohr (*Labyrinth*). Am Trommelfell setzt fest verwachsen der Hammergriff an und bewirkt so eine trichterförmig nach innen gerichtete Vertiefung des Trommelfells.

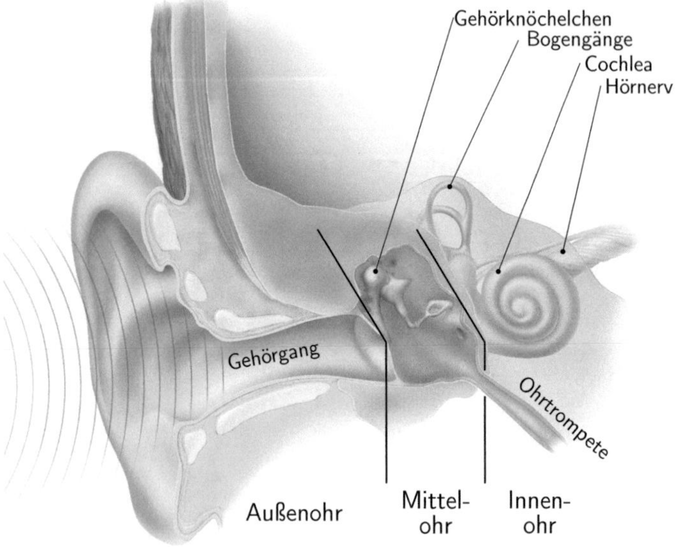

Abbildung 2.1: Anatomie des Ohrs in koronarer Schnittansicht. [Beschriftung ergänzt; Grafik mit freundlicher Genehmigung von Cochlear Ltd., Australien]

Ein Sattelgelenk verbindet den Hammerkopf mit dem Amboss. Dieser wiederum ist mit einem seiner beiden Schenkel gelenkig mit dem Steigbügel verbunden.
Mit einer mittleren Fußplatte von 2,5 x 1,38 mm (Gan et al. 2002) und einer mittleren Gesamtlänge von 2,87 mm ist der Steigbügel der kleinste Knochen im menschlichen Skelett (Clark 2003). Die ovale Fußplatte des Steigbügels sitzt innerhalb des ebenfalls ovalen Fensters, das den Übergang vom Mittelohr ins Innenohr darstellt.
Das Innenohr vereint anatomisch das Hör- und das Gleichgewichtsorgan. Das Gleichgewichtsorgan ist in den drei Bogengängen lokalisiert. Die nahezu kreisförmigen Bogengänge stehen jeweils senkrecht zueinander und beinhalten Teile des membranösen Labyrinthes. Beide Sinnesorgane werden durch das umgebende Felsenbein (*Pars Petrosa*) geschützt, welches als der härteste Teil des Schädelknochens[1] gilt und sich im Bereich des Schläfenbeins (*Os temporale*) befindet (Clark 2003). Das Felsenbein umfasst das knöcherne Labyrinth als ein komplexes System aus Hohlräumen. Dieses wird durch das mit Endolymphe gefüllte, häutige oder membranöse Labyrinth ergänzt.

[1] Clark (2003) und Rask-Andersen et al. (2012) beschreiben das Felsenbein als härtesten Knochen. Der mittlere Elastizitätsmodul liegt bei $21{,}8 \pm 1{,}9$ GPa bis $27{,}3 \pm 6$ GPa abhängig von der Knochenentnahmestelle (Peterson et al. 2003).

Das häutige Labyrinth liegt innerhalb des knöchernen Labyrinths und ist kleiner als dieses. Dadurch entsteht zwischen beiden ein mit Perilymphe gefüllter Hohlraum. Die Hohlräume des knöchernen und des membranösen Labyrinthes bilden gemeinsam die Bogengänge des Gleichgewichtsorgans und die Hörschnecke, welche das Hörorgan enthält. Namensgebend für die Hörschnecke (*Cochlea*) ist ihre Form als spiralförmiges Hohlorgan (vgl. Abb. 2.2a), die der einem Schneckenhaus mit im Mittel 2,5 Windungen ähnelt. Die gedachte Drehachse der Cochlea wird als Modiolus bezeichnet. Innerhalb der Cochlea lassen sich anatomisch drei Kammern (*Scala tympani*, *Scala vestibuli* und *Scala media*) unterscheiden (vgl. Abb. 2.2b,c).

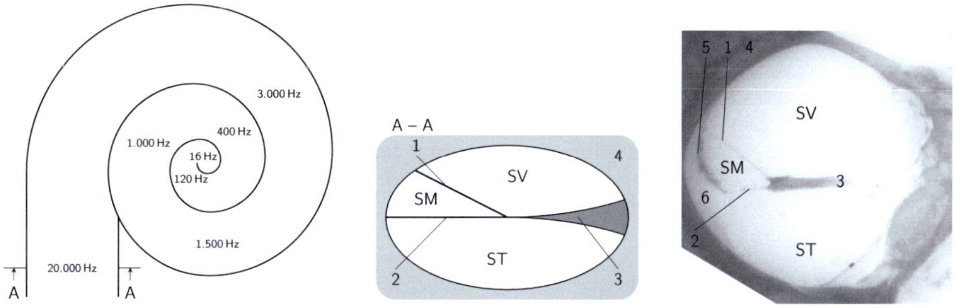

(a) Draufsicht auf die Cochlea **(b)** schematische Schnittansicht **(c)** morphologischer Schnitt

Abbildung 2.2: (a) Schematische Draufsicht auf die Cochlea mit Darstellung der Tonotopie. Schematische (b) und morphologische (c) Schnittansicht durch die basale Windung der Cochlea. Die Cochlea ist in das Felsenbein (4) eingebettet und beinhaltet drei flüssigkeitsgefüllte Kammern: Scala tympani (ST), Scala vestibuli (SV) und Scala media (SM). Die Kammern werden voneinander durch eine dünne Knochenlamelle (Lamina spiralis ossea (LSO), 3) die daran ansetzende Basilarmembran (BM, 2) und die Reissner-Membran (1) getrennt. Das Spiralligament (6) verankert die BM an der knöchernen Wandung der Cochlea und wird im Bereich der SM von der Stria vascularis (5) überzogen. [eigene Darstellung]

Die Lamina spiralis ossea (LSO) ragt vom Modiolus aus als dünne Knochenlamelle in das knöchern eingerahmte Lumen der Cochlea hinein. Daran schließt sich die Basilarmembran (BM) an und reicht bis zur lateralen knöchernen Wandung der Cochlea. Diese wird von fibrösem Spiralligament bedeckt, welches die BM an der knöchernen Wand der Cochlea verankert. Durch diese beiden Strukturen (LSO und BM) wird die Scala tympani (ST) vom übrigen Lumen abgegrenzt. Oberhalb der BM zieht die Reissner-Membran (RM) ebenfalls zur lateralen Wand der Cochlea.

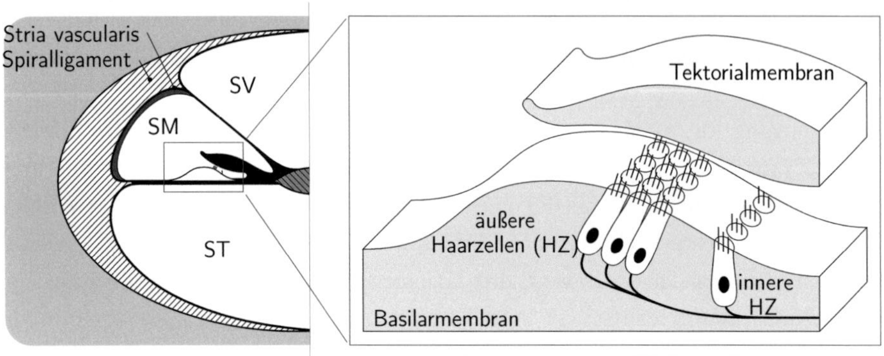

Abbildung 2.3: Schematische Schnittansicht durch die Cochlea mit Scala tympani (ST), Scala vestibuli (SV) und Scala Media (SM). Das Spiralligament wird von der Stria vascularis bedeckt und begrenzt so die SM lateral zum umgebenden Knochen. Das Corti-Organ befindet sich auf der Basilarmembran und trägt eine Reihe innerer Haarzellen (HZ) sowie basal drei bis apikal fünf Reihen äußerer HZ. Die auf den HZ befindlichen Sinneshärchen sind von der Tektorialmembran bedeckt. Die Sinneshärchen sind bogenförmig in je drei Reihen pro HZ angeordnet. [eigene Darstellung, skizziert nach Kahle et al. 2005, S. 337 und Berghaus et al. 1996, S. 33–34]

Dadurch wird ein im Querschnitt nahezu dreieckiger Abschnitt zwischen den beiden Membranen aufgespannt (vgl. Abb. 2.3). Dieser wird als Scala media (SM) (oder *Ductus cochlearis*) bezeichnet. Als Teil des häutigen Labyrinthes ist die SM mit Endolymphe gefüllt und wird zusätzlich von der Stria vascularis, welche sich auf dem Spiralligament befindet, von der knöchernen Wand der Cochlea abgegrenzt. Der verbleibende Bereich medial der SM ist entsprechend mit Perilymphe gefüllt und wird als Scala vestibuli (SV) bezeichnet. Die drei derart aufgespannten Kammern (SV, ST und SM) ziehen innerhalb der Windungen der Cochlea vom basalen zum apikalen Ende. Dort endet die BM, sodass eine Öffnung entsteht, welche die SV und die ST verbindet und als Helicotrema bezeichnet wird (Helpard et al. 2020). Basal begrenzen zwei Membranen die Scalen; das runde Fenster begrenzt die ST und das ovale Fenster abgedeckt durch die Steigbügelplatte die SV.
Die BM wird von der basalen Windung bis zum Helicotrema breiter (0,08 - 0,498 mm nach Wever et al. (1954); 0,126 - 0,418 mm nach Liu et al. (2015)) und dünner (4,8 - 0,2 μm nach Liu et al. (2015)). Darauf befindet sich das Corti-Organ, welches eine Reihe innere und mehrere Reihen äußere Haarzellen (HZ) trägt (vgl. Abb. 2.3). Die Anzahl der äußeren HZ nimmt von basal (drei Reihen) nach apikal (fünf Reihen) zu. Auf den HZ stehen in Bögen drei Reihen Sinneshärchen, die in ihrer Höhe nach modiolar abnehmen

(vgl. Abb. 2.3). Die HZ sind synaptisch mit den Spiralganglienzellen verbunden, deren Axone schließlich im Modiolus entspringend den Hörnerv (*Nervus cochlearis*) bilden.

Physiologie Der Vorgang des Hörens ist ein hochkomplexer Prozess, welcher mit der Bündelung des als Longitudinalwelle im Medium Luft eintreffenden Schalls durch die Ohrmuschel beginnt (Clark 2003). Durch den Gehörgang wird der Schall zum Trommelfell geleitet und versetzt dieses in Schwingung. Solange dabei keine Druckdifferenz zwischen dem Luftdruck im Mittelohr und dem Umgebungsdruck herrscht, kann das Trommelfell in seiner Normalstellung schwingen. Dabei ist die Impedanz des Trommelfells gering, was dazu führt, dass nur sehr wenig Schall reflektiert wird. Die Ohrtrompete ermöglicht den benötigten Druckausgleich, da sich ihr Lumen durch Anspannung der Muskeln beim Gähnen oder Schlucken öffnet und so eine Verbindung zwischen Mittelohr und Nasenrachenraum schafft (Clark 2003). Die Schwingung des Trommelfells wird anschließend auf den Hammer und somit auf die Gehörknöchelchenkette übertragen. Der Steigbügel, als letztes Glied der Gehörknöchelchenkette, überträgt die Schwingungen schließlich mit seiner Fußplatte auf das anliegende ovale Fenster, welches die flüssigkeitsgefüllte Scala vestibuli begrenzt. Die so geschilderte Schallleitung wird als Luftleitung bezeichnet. Wird der Schall jedoch als Festkörperschall ausgehend von den Schädelknochen auf Mittel- und Innenohr übertragen, so wird von Knochenleitung gesprochen. Die Schallübertragung mittels Luftleitung wird maßgeblich durch einen Wechsel des schallleitenden Mediums – von Luft (über die Gehörknöchelchenkette des Mittelohres) auf Perilymphe – charakterisiert. Die Impedanz (Z) beschreibt dabei den, vom Medium abhängigen (ρ: Dichte), Widerstand gegenüber der Schallausbreitung (c: Schallgeschwindigkeit) (Adunka et al. 2010, S. 27–29):

$$Z = \rho \cdot c \tag{2.1}$$

Beim Eintrag einer Schallwelle von einem Medium in ein anderes bestimmt das Verhältnis der Impedanzen den reflektierten Anteil am Gesamtsignal. Beim Wechsel des Mediums von Luft nach Wasser (grobe Näherung der Perilymphe) werden mehr als 99% reflektiert (Adunka et al. 2010, S. 27).

Dadurch wird beim Vorgang des Hörens eine Impedanzanpassung notwendig, welche im Mittelohr erfolgt und in zwei Ursachen begründet ist:

1. Zwischen der Fläche des Trommelfells und der Fläche des ovalen Fensters ergibt sich ein Verhältnis von 17:1 (Adunka et al. 2010, S. 27). Dieses wirkt als Verstärkungsfaktor für den Druck, welcher am ovalen Fenster übertragen wird.
2. Der Hammerstiel ist länger als der lange Schenkel des Ambosses, wodurch sich ein Hebelverhältnis von 1,3:1 ergibt (Junqueira et al. 1991, S. 692; Adunka et al. 2010, S. 27).

Aufgrund dieser Impedanzanpassung können 60 % der mit dem Schall eintreffenden Energie in das Innenohr übertragen werden. Durch die Bewegung der Steigbügelfußplatte in das Lumen der Scala vestibuli hinein, wird Perilymphvolumen verdrängt. Diese Volumenverschiebung am ovalen Fenster setzt sich in der Scala Vestibuli bis zum Helicotrema fort und von dort durch die Scala tympani wieder zurück zur Basis der Cochlea. Diese Longitudinalwelle wird schließlich durch Schwingung des runden Fensters in das luftgefüllte Mittelohr hinein aufgelöst. In der Perilymphe führt die Longitudinalwelle zu einer Wanderwelle entlang der BM. Ihre maximale Auslenkung zeigt die BM an einem für diese Frequenz spezifischen Ort, was zur Scherung der Haarzellen führt (Adunka et al. 2010, S. 30). Diese Frequenzspezifität zeigt eine Tonotopie entlang der Basilarmembran, beginnend mit hohen Frequenzen basal und tiefen Frequenzen am apikalen Ende. Diese Frequenzdetektion beruht auf der stetigen Veränderung der Geometrie und Gewebeeigenschaften der BM zwischen basalem und apikalem Ende (Adunka et al. 2010, S. 30).
Die Umwandlung der Wanderwelle in elektrische Impulse erfolgt innerhalb der Haarzellen (Transduktion) (Silbernagl et al. 2007, S. 314). Diese reagieren als Mechanorezeptoren auf Scherung mit der Öffnung von Ionenkanälen, was zu einer Depolarisation und somit zu einem Rezeptorpotential führt. Wird in den über Synapsen verbundenen Spiralganglienzellen ein Aktionspotential ausgelöst, spricht man von Signal-Transformation (Silbernagl et al. 2007, S. 314; Friedrich 2007, S. 338). Über diese werden Erregungen zum Hörnerv und schließlich im Gehirn der zentralen Verarbeitung zugeführt.

2.1.2 Pathophysiologie des Hörens

Hörstörungen können ihre Ursachen in der gesamten Prozesskette des Hörens haben, von Außen-, Mittel- und Innenohr bis hin zur zentralen Verarbeitung. Abhängig vom Entstehungsort der Hörstörung treten unterschiedliche Symptome auf, anhand derer sich eine Diagnose erstellen lässt. Im Folgenden werden ausschließlich Hörstörungen, die ursächlich das Innenohr betreffen (sensorineurale Hörstörung), näher betrachtet. Kral (2017) klassifiziert die Gründe für Hörstörungen nach primären und sekundären Ursachen. Dabei sind primäre Ursachen genetischer Art und sollten nach dem Phänotyp der dadurch ausgelösten Beeinträchtigung weiter differenziert werden. Durch Mutationen ausgelöste Beeinträchtigungen können sowohl einzelne Moleküle in ihrer spezifischen Funktionsweise, Zellen oder die Zellmorphologie als auch das Corti-Organ oder zusätzlich andere Organe wie das Zentralnervensystem betreffen. Sekundäre Ursachen für Hörstörungen oder Hörverlust sind bedingt durch andere Erkrankungen, die direkt oder aufgrund ihrer Therapie (z.B. ototoxische Medikamente) wiederum das Gehör schädigen können (Kral 2017).
Darunter fallen die durch Lärm induzierte Schwerhörigkeit ebenso wie die Altersschwerhörigkeit (*Presbyakusis*). Infolge einer Hörstörung können weitere degenerative oder kompensatorische Prozesse ausgelöst werden, sodass die möglichst zeitnahe Diagnose eine wichtige Grundlage für die Behandlung darstellt (Kral 2017). Bei angeborener Taubheit oder prälingual (vor dem Spracherwerb) ertaubten Kindern kann zudem eine gestörte Reifung der zentralen auditorischen Verarbeitung die Folge sein, was wiederum die zentrale Organisation der Hörbahn, die Identifikation der Laufzeitdifferenz für die räumliche Darstellung von Schallquellen und die Fähigkeit zur allgemeinen Lenkung der Aufmerksamkeit betrifft (Kral 2017). Weitere degenerative, periphere Prozesse können die Spiralganglienzellen betreffen. So folgt auf eine Degeneration von Stützzellen im Corti-Organ häufig die weitere Degeneration der Spiralganglienzellen. In diesem Kontext ist das Neugeborenen-Screening eine Grundlage, um einen angeborenen Hörverlust überhaupt früh genug diagnostizieren und therapieren zu können, und nachfolgend durch dessen Behandlung den Spracherwerb zu ermöglichen (Dazert et al. 2020). Die sensitive Phase für den auditorischen Input, der zum Spracherwerb benötigt wird, liegt zwischen dem 3. und dem 7. Lebensjahr und sollte vollständig genutzt werden, um Defizite zu vermeiden (Sharma et al. 2002, 2006, 2007, 2015). Das bedeutet, dass zu Beginn dieser sensitiven Phase bereits die Versorgung, Einstellung und Gewöhnung an ein Cochlea-Implantat (CI) abgeschlossen sein sollte (Kral 2013; Sharma et al. 2015).

Allgemeine Hörstörungen betreffen dabei 3 - 4 von 1000 Neugeborenen, wovon jedoch 25 % eine hochgradige Schwerhörigkeit haben, die den späteren Spracherwerb deutlich einschränkt (Adunka et al. 2010, S. 158). Eine konservative Therapie leichter Schwerhörigkeit sind Hörgeräte, welche im einfachsten Fall als Verstärker der am Ohr eintreffenden Schallwellen fungieren. Komplexere Systeme beinhalten darüber hinaus mehrere Mikrophone, um anhand verschiedener Algorithmen Störgeräusche zu unterdrücken, Schallquellen aus einer bestimmten Richtung gezielt herausfiltern zu können und so Sprachanteile im Schallsignal zu verstärken. Ist die Funktion der Haarzellen zu stark eingeschränkt, um (trotz Hörgerätversorgung) ein ausreichendes Sprachverstehen zu ermöglichen, kann ein CI in Betracht gezogen werden (Dazert et al. 2020). CI-Systeme können funktionseingeschränkte, zerstörte oder fehlende Haarzellen in ihrer Funktion zur Transduktion überbrücken. Nach Lenarz (2017c, S128) gelten die nachfolgenden „Indikationen für eine Cochlea-Implantat-Versorgung:

1. Beidseitige hochgradige oder an Taubheit grenzende sensorische Schwerhörigkeit
2. Einseitige sensorische Taubheit
3. Hochtontaubheit mit Restgehör im Tieftonbereich.“

2.1.3 Cochleaimplantat und Operationsmethodik

Nach der Definition des Themennetzwerks Gesundheitstechnologien der Deutschen Akademie der Technikwissenschaften (acatech) ist eine Prothese ein „funktioneller Ersatz von Gliedmaßen, Organen oder Organteilen“ (acatech 2017, S. 33). Darunter fallen sowohl Exoprothesen, welche komplett außerhalb des Körpers angewendet werden, als auch Implantate, unter welchen die Endoprothesen vollständig innerhalb des Körpers verbleiben. Das Cochleaimplantat, als Ersatz des Hörorgans, ist gemäß dieser Klassifikation eine Neuroprothese, genauer ein aktives audiologisches Implantat, da es mit einer Energiequelle versehen ist (acatech 2017).
Liegt aufgrund einer der vorgenannten Hörstörungen eine Beeinträchtigung der alltäglichen und beruflich notwendigen Kommunikationsfähigkeit vor, welche nicht oder nicht ausreichend mit konservativen Methoden (z.B. einem Hörgerät) therapiert werden kann, so kann grundsätzlich die Versorgung mit einem CI in Frage kommen.

Dabei müssen folgende Voraussetzungen erfüllt sein (Lenarz 2017c, S127):

- anatomisch korrekt angelegte Cochlea
  Ossifikationen innerhalb der Scalen sind dabei kein Ausschlussgrund, da hierfür spezielle Elektrodenträger entwickelt wurden. Malformationen der Cochlea oder Tumore, die eine Insertion des Elektrodenträgers mit einer verlässlichen Lage nahe der Spiralganglienzellen erschweren, können hingegen problematisch sein (Dhanasingh et al. 2019; Daneshi et al. 2020; Plontke et al. 2020).
- anatomisch korrekte Lage des Hörnervenursprungs an der Cochlea
- funktionierender Hörnerv
- funktionierende zentrale auditorische Verarbeitung
- allgemeine kognitive Fähigkeiten, die die Rehabilitation mittels gezieltem Hör- und Sprech-Training ermöglichen.

Aufbau und Funktionsweise des Cochleaimplantates Das Cochleaimplantat besteht aus einem implantierten Teil und einem extern des Schädels, hinter dem Ohr, getragenen Teil. Der externe Teil beinhaltet Mikrophon, Sprachprozessor, Batterie oder Akkumulator und Sendespule. Ein derart designtes System wird als Behind The Ear (BTE)-Prozessor bezeichnet und stellt die Mehrheit der Systeme dar. Dabei ragt das Mikrophon bogenförmig nach rostral hinter der Ohrmuschel hervor, um den Schall potentiell gegenüberstehender Gesprächspartner ideal aufnehmen zu können. Alternativ können auch Off The Ear (OTE)-Prozessoren verwendet werden, welche sich insbesondere für Patienten mit Fehlbildungen der Ohrmuschel eignen.
In jedem Fall wird die Sendespule am Kopf mit Hilfe eines Magneten direkt über der Position der implantierten Empfängerspule gehalten. Der Sprachprozessor verwendet abhängig vom Hersteller verschiedene Algorithmen zur Filterung des aufgenommenen Signals. Dabei ist die Identifikation und Verstärkung sprachrelevanter Frequenzanteile (100 - 8000 Hz, Büchner et al. 2017) des Gesamtsignals der wichtigste Aspekt für ein möglichst gutes Hörverstehen bei sprachlicher Kommunikation. Das derart aufbereitete Signal wird von der Sendespule, welche an der Kopfhaut anliegt, an die Empfängerspule übertragen. Neben der Empfängerspule und der Steuerelektronik gehört auch der Elektrodenträger (ET), als Kernstück des eigentlichen Implantates, zu den implantierten Komponenten eines CI-Systems (vgl. Abb. 2.4).

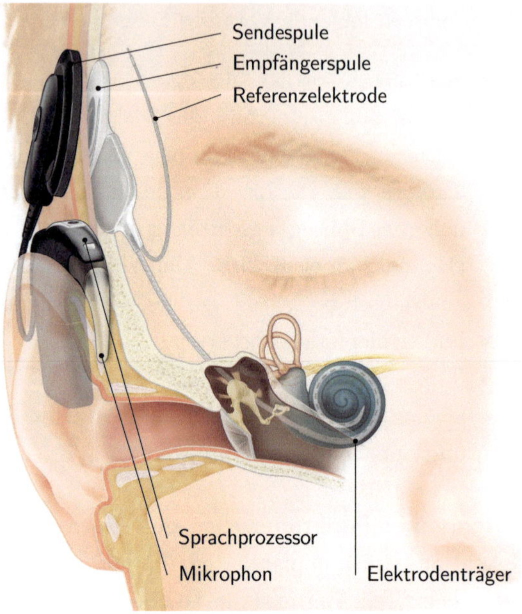

Abbildung 2.4: Bestandteile des Cochlea-Implantat-Systems, exemplarisch als hinter dem Ohr (BTE) zu tragendes System abgebildet. Die extern getragenen Komponenten umfassen Mikrophon, Sprachprozessor und Sendespule. Die implantierten Komponenten umfassen die Empfängerspule, die in ein Titangehäuse gekapselte Steuerelektronik und den in die Cochlea inserierten Elektrodenträger. [Beschriftung ergänzt; Grafik mit freundlicher Genehmigung von Cochlear Ltd., Australien]

Der ET enthält je nach Hersteller 12 - 22 Elektrodenkontakte zur Stimulation der Spiralganglienzellen (Büchner et al. 2017) und wird während der Operation in die ST der Cochlea eingeführt (inseriert). Da CI-Systeme insbesondere bei (Kleinst-)Kindern zur Therapie angeborener Taubheit herangezogen werden, ergeben sich daraus extreme Anforderungen an die Biokompatibilität und Stabilität der implantierten Komponenten über die gesamte Lebenszeit eines Patienten hinweg.

Um die mechanische Stabilität, auch im Fall von Stürzen auf die implantierte Kopfseite, gewährleisten zu können, wird die Steuerelektronik in ein Titangehäuse gekapselt (Stöver et al. 2009). Die Elektrodenkontakte zur Stimulation (vgl. Abb. 2.5) bestehen aus Platin und werden mit Kontaktdrähten aus einer Platin-Iridium-Legierung und einer Polytetrafluoroethylen (PTFE) -Beschichtung kontaktiert (Shepherd et al. 1985; Stöver et al. 2009). Im Gegensatz zu den Elektrodenkontakten kommen die Kontaktdrähte nicht in direkten Kontakt mit der Perilymphe innerhalb der Cochlea, da letztere innerhalb des Elektrodenträgers liegen. Alle weiteren implantierten Komponenten - Empfängerspule, Kabel und ET - bestehen entweder direkt aus Silikon oder sind damit überzogen (Stöver et al. 2009).

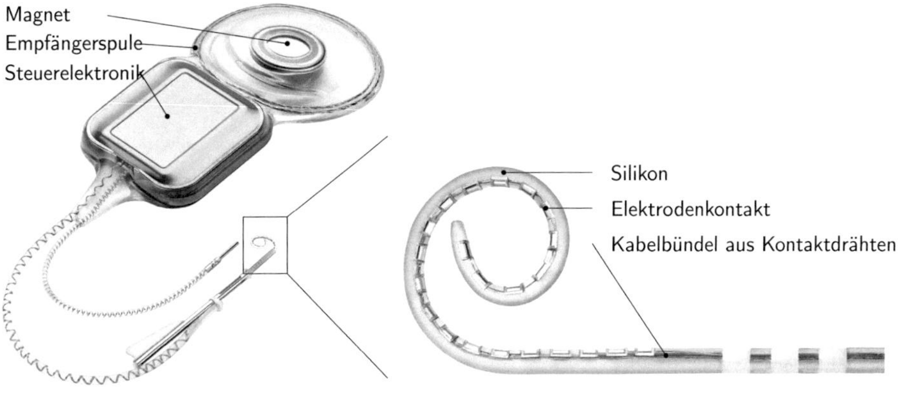

(a) implantierte CI-Komponenten (b) Elektrodenträger

Abbildung 2.5: (a) Implantierte Komponenten des CI-Systems. Die Empfängerspule und die in ein Titangehäuse gekapselte Steuerelektronik werden in ein gefrästes Knochenbett am Schädel eingelegt, während der Elektrodenträger in die Cochlea inseriert wird. Hier dargestellt ist exemplarisch das CI532 (Cochlear Ltd.), mit dem vorgekrümmten Slim Modiolar Elektrodenträger (b) welcher von einer Hülse ((a), orange) für die Insertion gerade gehalten wird und für eine perimodiolare Lage innerhalb der Scala Tympani entwickelt wurde. Die Hülse als Hilfsmittel zur Insertion wird nicht mit implantiert. [Beschriftung ergänzt; Grafik mit freundlicher Genehmigung von Cochlear Ltd., Australien]

Operationsmethodik Der konventionelle, transmastoidale Zugang zum Innenohr für die Versorgung mit einem CI erfolgt über eine posteriore Tympanotomie (Lenarz 2017c). Dazu wird zunächst hinter dem Ohr (retroaurikulär) ein bogenförmiger Hautschnitt angelegt. Die nachfolgende (Teil-)Mastoidektomie erfordert einen erfahrenen Chirurgen, da hierbei der Nervus Facialis und die Chorda Tympani dargestellt werden, um später zwischen diesen beiden zu erhaltenden Nerven hindurch das Mittelohr (Tympanotomie) und später das Innenohr zu eröffnen (Lenarz 2017c). Weitere Zwischenschritte werden benötigt, um aus dem Knochen ein Implantatbett heraus zu fräsen und das Implantatgehäuse mit der Empfängerspule einzusetzen. Erst danach wird als letzter Schritt die Cochlea eröffnet. Dazu wird entweder die Rundfenstermembran eingeschnitten (Inzision) oder eine Öffnung durch die knöcherne Wand der Cochlea (Cochleostomie) angelegt. Nach der Insertion des ET in die Cochlea wird diese wieder verschlossen. Anschließend wird das zum Gehäuse führende Kabel befestigt, eine elektrische Funktionsprüfung des Implantates durchgeführt und die gesamte Wunde verschlossen. Ein abschließender Scan (digitale Volumentomographie (DVT)) dient der Qualitätssicherung sowie der Dokumentation des Operationsergebnisses

(Lenarz 2017c). Je nach Klinik, Chirurg und individueller Anatomie des Patienten kann es zu Abweichungen vom hier beschriebenen Ablauf kommen, welche jedoch für die weitere hier vorliegende Arbeit keine Relevanz haben und daher nicht weiter thematisiert werden.
Die größte Herausforderung dieses standardmäßigen Vorgehens stellt der Recessus Facialis als anatomische Engstelle dar (Sennaroglu et al. 2016). Die dreidimensional (3D) Lage und Krümmung der Cochlea bestimmt die Trajektorie mit welcher der ET vom Chirurgen manuell geführt an der Cochleostomiestelle eintreffen sollte. Diese Trajektorie wiederum bestimmt den Durchtrittswinkel zwischen Gesichts- und Geschmacksnerv. Ein orthogonal zu dieser Trajektorie gedachter Kreis zwischen Gesichts- und Geschmacksnerv am Recessus Facialis ist bedingt durch die Projektion deutlich kleiner als der lichte Abstand der Nerven zunächst erwarten lässt. Der mittlere Durchmesser eines solchen gedachten Kreises beträgt $2{,}54 \pm 0{,}5\,\mathrm{mm}$ (n=97) bei kombinierter Auswertung der Literatur (Bielamowicz et al. 1988; Hamamoto et al. 2000; Rau et al. 2013a; Williamson et al. 2017), wie von Williamson et al. (2017) vorgeschlagen.
Sowohl der Gesichtsnerv (Nervus Fazialis) als auch der davon abzweigende Geschmacksnerv (Chorda Tympani) sollen im Rahmen der Operation erhalten und geschont werden. Neben einer möglichen Durchtrennung der Nerven, können diese auch durch erhöhte Umgebungstemperaturen, verursacht durch das schichtweise Abfräsen des umgebenden Knochens, geschädigt werden (Aslan et al. 2005; Feldmann et al. 2016).
Bei Patienten mit Restgehör ist der Erhalt desselben im Verlauf der Operation eine weitere Herausforderung. Dieser wird durch eine besonders schonende Operationstechnik („Soft Surgery“ nach Lehnhardt (1993)) und speziell entwickelten ET Rechnung getragen (Lenarz et al. 2006). In verschiedenen Studien wurde untersucht, wie Trauma vermieden und das Restgehör während der Operation möglichst vollumfänglich erhalten werden kann (Hoskison et al. 2017).

Nachfolgende Erkenntnisse konnten dabei gewonnen werden:

- Vermeidung (unbeabsichtigter) Kontakte zwischen dem Bohrer und der Gehörknöchelchenkette während der Tympanotomie.
  Bohrungen an der Gehörknöchelchenkette können Vibrationen über den Steigbügel auf die Cochlea übertragen, was zu einer sensorineuralen Hörstörung führen kann (Banakis Hartl et al. 2017).
- Vermeidung einer Kontamination der ST durch Blut oder Knochenspäne.
  Knochenspäne, Blut oder zur Spülung verwendete Natriumchlorid (NaCl)-Lösung können beim unbeabsichtigten Eintrag in die ST zur Ossifikation innerhalb der Scalen oder zu Entzündungsprozessen führen, welche schließlich zum Verlust des Restgehörs führen können (Roland et al. 2005).
- Vermeidung schneller oder erratischer Insertion des ET.
  Die Patientengruppe, deren ET gezielt langsamer als bis dato üblich inseriert wurden, zeigten post-operativ weniger Gleichgewichtsprobleme als die Kontrollgruppe (Rajan et al. 2013).
- Vermeidung von iatrogenem Trauma der intracochleären Membranen oder der LSO.
  Trauma an den membranösen oder knöchernen Strukturen im Innenohr lässt sich mittels Histologie, bei Studien an Präparaten, oder mittels post-operativer Bildgebung bestimmen. Hoskison et al. (2017) untersuchten 21 Studien mit 653 implantierten ET (klinisch und im Labor) und fanden dabei in 17,6 % der Fälle intracochleäres Trauma.
- Vermeidung von iatrogenem Trauma der Blutversorgung.
  Insbesondere der venöse Teil der Blutversorgung der Spiralganglienzellen wird am Grund der ST nur durch eine sehr dünne Knochenschicht geschützt (Mei et al. 2020). Bei der Erweiterung der knöchernen Umgebung des rundes Fensters (Rundfensternische) in Vorbereitung der CI-Insertion können diese Venen verletzt werden und zur langfristigen, post-operativen Degeneration der Spiralganglienzellen beitragen.

2.2 Stand der Technik und Forschung – Elektrodenträger

Die nachfolgende Darstellung umfasst in Kap. 2.2.1 kommerziell verfügbare ET verschiedener Hersteller mit der Beschränkung auf in Deutschland erhältliche Systeme. Anschließend wird ein Überblick über Ideen, Konzepte und angemeldete sowie erteilte Patente zur Aktuierung oder design-bedingten gezielten Lagebestimmung von ET gegeben, welche zum Stand der vorliegenden Arbeit noch nicht kommerziell für die klinische Anwendung zur Verfügung stehen (s. Kap. 2.2.2).

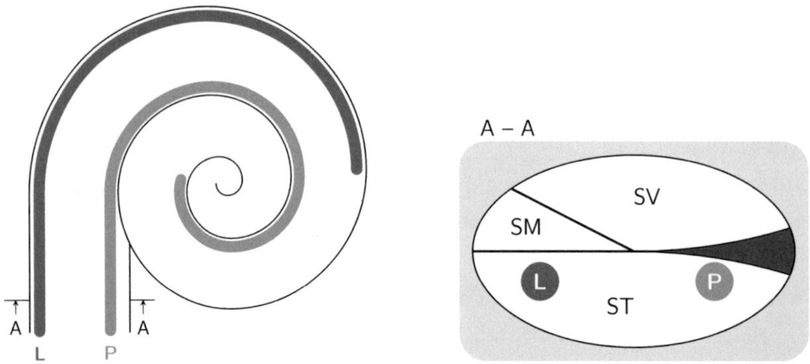

(a) Draufsicht (b) Querschnitt

Abbildung 2.6: (a) Schematische Draufsicht auf die Cochlea mit Darstellung der Lage eines ideal lateral (L) und perimodiolar (P) liegenden ET. Die Veränderung der Lage von lateral nach perimodiolar führt bei identischer Gesamtlänge, wie in der Grafik dargestellt, zu einer höheren Insertionstiefe (in °). (b) Schnittansicht durch die Cochlea mit Scala tympani (ST), Scala vestibuli (SV) und Scala media (SM), sowie Darstellung der Lage eines ideal lateral (L) und perimodiolar (P) liegenden ET. [eigene Darstellung]

Grundsätzlich lassen sich alle ET – sowohl klinisch verfügbare Produkte als auch in der Forschung befindliche Konzepte – bezüglich ihrer geplanten Endlage innerhalb der ST unterteilen (vgl. Abb. 2.6). Es gibt zum einen gerade ET, die während der Insertion an der knöchernen Wand der ST entlang gleiten und dadurch in deren gekrümmte Form gezwungen werden. Diese Lage wird als lateral bezeichnet.

Tabelle 2.1: Zusammenhang zwischen herstellungsseitiger Form des ET, integrierter Funktionalisierung oder Insertionshilfen und der resultierenden Endlage des ET in der Cochlea.

Varianten hergestellter ET		Funktionalisierung		resultierende Endlage
gerader ET	↗	-	⟶	lateral
	↘ ↗	+	⟶	perimodiolar
gekrümmter ET	↘	-	⟶	*nicht implantierbar*

Zum anderen gibt es vorgekrümmt gefertigte ET, die für die Insertion gerade gehalten werden müssen (vgl. Tab. 2.1) und schließlich näher oder direkt an der Innenwand der ST zum Liegen kommen. Diese Lage wird als perimodiolar bezeichnet (vgl. Abb. 2.6; Mistrik et al. (2018)).

2.2.1 Stand der Technik – klinisch verfügbare Elektrodenträger

Insgesamt gibt es vier Firmen, deren CI in Deutschland klinisch verfügbar sind (in alphabetischer Reihenfolge):

- Advanced Bionics (Schweiz) der Sonova Holding AG (Schweiz)
- Cochlear Ltd. (Australien)
- MED-EL (Österreich)
- Oticon Medical/Neurelec SAS (Frankreich) der William Demant Holding A/S (Dänemark)
- darüber hinaus gibt es weitere Firmen (Zeng et al. 2015; Rebscher et al. 2018), die jedoch auf dem deutschen Markt nicht vertreten sind und daher im Rahmen dieser Arbeit nicht weiter betrachtet werden[1].

Alle vier genannten Firmen bieten gerade ET an, während nur zwei davon (Advanced Bionics und Cochlear Ltd.; vgl Tab. 2.2) auch perimodiolare ET anbieten. Die vorgekrümmt gefertigten ET für eine perimodiolare Endlage müssen mit Hilfsmitteln für den Beginn der Insertion gerade gehalten werden. Der Contour Advance (Cochlear Ltd., Sydney, Australien) sowie der Mid-Scala ET (Advanced Bionics, Stäfa, Schweiz) nutzen dafür ein Stilett. Darunter wird ein gerader Draht verstanden, welcher innerhalb eines Hohlraumes im ET liegt und diesen dadurch gerade hält.

[1] Unternehmensdaten nach Stand 09/2021

Wird der ET im Laufe der Insertion vom Stilett herunter geschoben, nimmt der ET von seiner Spitze her seine vorgekrümmt gefertigte Form wieder an (Stöver et al. 2005). Der Slim Modiolar ET (Cochlear Ltd., Sydney, Australien) nutzt als Hilfsmittel eine Hülse, welche zusammen mit dem ET nur für die ersten 5,5 mm in die Cochlea inseriert wird.

Tabelle 2.2: Dimensionen kommerziell verfügbarer Elektrodenträger

Lage	Hersteller & Typ		Querschnitt basal (mm)	Querschnitt apikal (mm)	Länge (mm)	Quelle
lateral	AB	SlimJ	0,56 x 0,76	0,26 x 0,55	23	Dietz et al. (2018)
	CL	Slim Straight	0,6	0,3	25	Mistrik et al. (2018)
	ME	$Flex^{soft}$	1,3	0,4 x 0,5	31,3	Mistrik et al. (2018)
		$Flex^{28}$	0,8	0,4 x 0,5	28	
		$Flex^{24}$	0,8	0,3 x 0,5	24	
		$Flex^{20}$	0,8	0,3 x 0,5	20	
	OM	Classic	1,07	0,5	26	Mom et al. (2016)
		Evo	0,5	0,4	25	Gnansia et al. (2016)
modiolar	AB	Mid-Scala	0,7	0,5	18,5	Mistrik et al. (2018)
	CL	Contour Advance	0,8	0,5	17,8	Mistrik et al. (2018)
		Slim Modiolar	0,48 x 0,5	0,35 x 0,4	17	Cuda et al. (2017)

AB - Advanced Bionics, CL - Cochlear Ltd., ME - MED-EL, OM - Oticon Medical

Danach wird ausschließlich der ET weiter inseriert, damit aus der Hülse heraus geschoben, und nimmt wieder seine vorgekrümmt gefertigte Form an. Schließlich wird die Hülse aus der ST herausgezogen, während der ET in seiner erreichten perimodiolaren Endlage verbleibt.

Der Mid-Scala ET (Advanced Bionics) ist für eine intracochleäre Lage mittig innerhalb der ST ohne direkten Kontakt zur Innen- oder Außenwand der ST konzipiert. Da für die Insertion jedoch ein Stilett benötigt wird, wird dieser ET im Rahmen der vorliegenden Arbeit zu den perimodiolaren ET gezählt (vgl. Tab. 2.1). Die neu entwickelten ET, beispielsweise Evo (Oticon Medical/Neurelec SAS, Vallauris, Frankreich), Slim Modiolar und Slim Straight (beide Cochlear Ltd.), sowie SlimJ (Advanced Bionics), zeichnen sich durch besonders dünne Strukturen aus, welche explizit atraumatische Insertionen unter geringen Insertionskräften ermöglichen sollen (Cuda et al. 2017).

2.2.2 Stand der Forschung – Konzepte und Patente

Die nachfolgend beschriebenen Ideen, Patente und Prototypen sind nach zwei Kriterien ausgewählt (Rau et al. 2017a^{SH}):

1. Das Ziel der beschriebenen Idee ist eine perimodiolare Endlage des ET.
2. Die beschriebene Idee ist nicht in einem kommerziell für die klinische Routine zugelassenen Produkt umgesetzt[1].

Zugfaden Eine in der Entwicklung der CI sehr frühe Überlegung für die gezielte Positionierung eines ET modiolar und damit an der Innenwandung der ST stammt von Hansen et al. (1981). Diese Patentanmeldung beschreibt einen vorgekrümmt gefertigten ET, welcher durch einen an der Spitze befestigten Zugfaden zeitweise, für die Dauer der Insertion, gestreckt werden kann. Zhang et al. (2006) führten Insertionsversuche mit einem 3:1 skalierten Prototypen durch. Der Prototyp wurde mit einer Kevlarfaser ($\varnothing 100\,\mu$m) aktuiert. Durch die Aktuierung konnten die Insertionskräfte um rund 70 % gegenüber der nicht aktuierten Insertion gesenkt werden. Mit einer zusätzlichen Planung der Aktuierung, die auf die Krümmung des verwendeten Cochleamodells optimiert wurde, konnten die Insertionskräfte um rund 80 % gesenkt werden (Zhang et al. 2009b, 2013).
Eine ähnliche Entwicklung beschreiben Mann et al. (2001). Sie schlagen einen geraden ET vor, an dessen Spitze ein kleines aufblasbares Reservoir vorgesehen ist. Dieses soll nach erfolgter Insertion expandiert werden, um die Spitze des ET an der gewünschten Position innerhalb der ST zu verankern. Durch Zug an einem eingebetteten Zugfaden, wird der ET dann an die Innenwandung der ST verschoben. Direkt an der Cochleostomiestelle, soll schließlich zwischen dem modiolar liegenden ET und der Außenwandung der ST ein Verschlussstopfen eingeführt werden, um den ET an dieser Position zu fixieren.
Berrang et al. (2002) stellen ein variables System vor, dass sich durch einen ET mit modiolar eingekerbter Silikonstruktur sowie einem Hohlraum zur Führung eines Drahtes oder Stiletts auszeichnet. Eine Nutzungsvariante beschreibt dabei einen an der Spitze befestigten Zugfaden, welcher nach erfolgter Insertion ein Stück weit aus dem ET herausgezogen wird und somit für eine Krümmung und perimodiolare Endlage des ET sorgt.

[1] bezogen auf Systeme, die in Deutschland zum aktuellen Zeitpunkt erhältlich sind

(zusätzliche) Positionierer Kuzma (1997) beschreibt einen flexiblen Positionierer, bevorzugt aus Silikon, welcher an der Spitze des geraden ET mit diesem verbunden ist. Basal, am Ende des intracochleären Abschnitts des ET, werden sowohl der ET als auch der Positionierer durch einen Ring geführt. Nach der gemeinsamen Insertion der beiden, wird anschließend nur der Positionierer weiter inseriert. Dadurch schiebt sich dieser an der lateralen Wand entlang und drückt mit seiner Spitze den ET an deren Verbindungsstelle gegen die Innenwandung der Cochlea. Bei weiterem Vorschub des Positionierers drückt dieser den ET auf ganzer Länge nach modiolar. Abschließend soll der Positionierer sich von der Spitze des ET lösen und aus der ST entfernt werden. Eine ähnliche Variante beschreibt ebenfalls einen flexiblen Positionierer, welcher jedoch unabhängig vom ET sowohl vor als auch nach dessen Insertion zusätzlich in die ST eingeführt wird (Kuzma 2000b). Dieser Positionierer soll an der lateralen Wand der ST eingeführt werden, um so einen zuvor oder nachträglich inserierten ET an der Innenwandung der ST zu halten. Nahezu zeitgleich wurde ein Positionierer mit einer Führung für den anschließend inserierten ET (ähnlich dem Prinzip einer Bohrbuchse) beschrieben (Kuzma 2001). Die Buchse zur Führung des ET wird dabei distal am Positionierer direkt an der Cochleostomiestelle angebracht. Damit wird der ET direkt in einer modiolaren Bahn inseriert.
Tziviskos (2000) beschreibt eine Designanpassung eines geraden ET, die eine modiolare Endlage zum Ziel hat. Dabei befinden sich an der lateralen Seite des ET Lamellen welche senkrecht zur Längsachse des ET abstehen und damit einen Kamm bilden. Nach der Insertion wird der ET ein kurzes Stück zurückgezogen, sodass sich die Lamellen an der Außenwandung der ST aufstellen. Diese übernehmen damit die Funktion eines Abstandshalters, der den ET an die Innenwandung verschiebt.

Stilett Die Idee von Berrang et al. (2002) umfasst neben der bereits beschriebenen Anwendung eines Zugfadens auch die Möglichkeit eines in den ET eingeführten Stiletts. Damit kann ein vorgekrümmt gefertigter ET für die Dauer der Insertion gerade gehalten werden, um anschließend, nach Herausziehen des Stiletts aus seiner Führung im ET, diesen wieder in seine ursprüngliche, gekrümmte Form und damit näher an der Innenwandung der ST zu positionieren. Dadd et al. (2007) beschreiben ebenfalls einen vorgekrümmt gefertigten ET, welcher jedoch mit zwei Stiletts gerade gehalten werden muss. Bei Entfernung eines der beiden Stiletts reicht die Steifigkeit des übrigen nicht mehr aus, um den ET komplett gerade zu halten – er nimmt also eine leicht gebogene Form an. Nach Entfernung des zweiten Stiletts kehrt der ET schließlich in seine ursprüngliche, vollständig gekrümmte Form zurück. Damit wird eine stufenweise Formänderung vom gestreckten Zustand für die Insertion zum gekrümmten Zustand für die bleibende, modiolare Endlage in der ST erreicht.

Aktuator / Smart Material Seldon et al. (1994) beschreiben eine intrinsisch verursachte Lageänderung eines initial geraden ET durch eine Volumenvergrößerung entlang der lateralen Seite des ET verursacht durch das Aufquellen des eingebetteten Hydrogels bei Kontakt mit Fluiden, beispielsweise Perilymphe. Neben der Beschreibung (Kuzma et al. 1996), wurden zu diesen Prinzip bereits erste Prototypen in Cochleamodellen (Stieghorst et al. 2016a) sowie im Tierversuch getestet (Seldon et al. 1994). Diese Formänderung und die dadurch hervorgerufene Lageveränderung des ET ist irreversibel.

Im Gegensatz dazu beschreibt Wu et al. (2005) eine reversible Lageveränderung durch Verwendung eines leitfähigen Polymers (Polypyrrol), welches bei Anliegen einer Spannung einer Massenänderung durch Ionentransport unterliegt, und daher zur Gruppe der elektrisch-aktiven Polymeren (EAP) gehört. Eine Schicht Polypyrrol wird mit einem Dünnschicht-ET verbunden. Bei einer angelegten Spannung von 1 V verliert das EAP Masse durch das Austreiben von Na^+-Ionen und streckt somit den ET (Wu et al. 2005). Wird das System umgepolt, kann dieser Vorgang umgekehrt werden und der ET erreicht wieder eine gekrümmte Form.

Arcand (2005) beschreibt eine reversible Lageveränderung durch Druckbeaufschlagung von Kammern, die an einem Dünnschicht-ET befestigt sind. Prototypen dieser Entwicklung konnten im Cochleamodell getestet werden (Arcand et al. 2004). Dabei wird ein vorgekrümmter ET gefertigt, an dessen Rückseite die Kammern angebracht sind, welche für die initiale Insertion in das Modell mit Druck beaufschlagt werden, um so eine Streckung zu erreichen. Im Zuge der Insertion wird der Druck reduziert, bis schließlich eine vollständige Insertion sowie die modiolare Endlage ohne Druckbeaufschlagung erreicht ist.

Eine sehr häufig beschriebene Möglichkeit, um einen für die Dauer der Insertion gerade gehaltenen ET in eine perimodiolare Endlage zu bringen, ist die Nutzung von Formgedächtnislegierungen wie Nitinol (Kuzma 2000a; Kha et al. 2006; Chen et al. 2007; Su et al. 2012; Majdani et al. 2013; Min et al. 2013; Hügl et al. 2014a; Rau et al. 2016a, Rau et al. 2018[SH], Suzaly et al. 2019[SH]). Diese besitzen zwei Kristallstrukturen, die als martensitische und austenitische Phase bezeichnet werden. Die martensitische Phase liegt bei tieferen Temperaturen vor – dabei lässt sich die Legierung gut plastisch verformen. Durch die Erwärmung über eine kritische Temperatur erreicht die Legierung die austenitische Phase und nimmt dabei wieder

die eingeprägte Form an. Zur Nutzung des Effektes wird ein zusätzlicher Draht in den ET eingebettet, welcher eine eingeprägte, gekrümmte Form besitzt. Vor der Insertion wird der ET gekühlt, gestreckt und anschließend inseriert. Um die eingeprägte Form wieder einzunehmen, wird die Hochtemperaturphase je nach Legierung bereits durch die Körpertemperatur (Kuzma 2000a) oder durch Widerstandserwärmung bei elektrischer Aktivierung erreicht (Min et al. 2013). Prototypen mit Formgedächtnis-Aktorik wurden bereits numerisch modelliert (Kha et al. 2006), ins Cochleamodell (Majdani et al. 2013; Rau et al. 2016a) sowie ins Humanpräparat (Rau et al. 2016a, Rau et al. 2018[SH], Suzaly et al. 2019[SH]) inseriert.
Eine vergleichsweise neue Entwicklung ist die Nutzung tubulärer Manipulatoren (Rau et al. 2015; Granna et al. 2015, 2016). Dieses Konzept basiert auf Röhrchen aus superelastischem Material, beispielsweise Nitinol, welche ineinander gesteckt und sowohl translatorisch als auch rotatorisch relativ zueinander aktuiert werden können. Durch die Vorauswahl der Röhrchen bezüglich Anzahl, Durchmesser und Krümmungsradius und einer zusätzlichen Pfadplanung, die die Translation und Rotation der Röhrchen im zeitlichen Verlauf der Insertion vorgibt, ist eine patientenindividuelle Anpassung möglich. Für 19 von 22 Datensätzen humaner Cochleae konnte eine erfolgreiche Insertionsplanung mit zwei vorausgewählten aktuierten Röhrchen modelliert werden (Granna et al. 2016).

Magnetische Führung Clark (2011) beschreibt einen 3:1 skalierten Prototypen eines geraden ET, in dessen Spitze ein kleiner Permanentmagnet eingebettet ist. Bei automatisierten Insertionsversuchen in ein entsprechend skaliertes Cochleamodell konnte gezeigt werden, dass sich durch ein externes magnetisches Feld die Spitze des Prototypen steuern lässt und so die Insertionskräfte um rund 50 % gesenkt werden können (Clark et al. 2012). Darauf aufbauende Versuche konnten bereits mit originaler Skalierung von Modell und ET durchgeführt werden (Leon et al. 2018). Dabei konnte ein Kontakt zwischen der Spitze des ET und der lateralen sowie modiolaren Wand der ST erfolgreich vermieden werden.

Bewertung der Konzepte in Bezug auf die Möglichkeit zur Senkung der Insertionskräfte Unter Insertionskräften, wie sie hier beschrieben sind, werden extern des Cochleamodells oder des Humanpräparates gemessene, summierte Kräfte verstanden. Diese können insbesondere durch eine Vermeidung von direktem Kontakt zwischen ET und der Cochlea verringert werden. Dazu wird eine zeitlich und räumlich differenzierte Formanpassung des ET benötigt.

Einige der zuvor beschriebenen Systeme wurden bereits bezüglich ihres Potentials zur Reduktion der Insertionskräfte untersucht, wie beispielsweise der mittels Zugfaden aktuierte ET (Zhang et al. 2009b, 2013) sowie die magnetische Führung (Clark et al. 2012).
Weitere Systeme, die eine zeitlich und räumlich differenzierte Formanpassung ermöglichen und somit von der Autorin als vielversprechend für eine mögliche Reduktion der Insertionskräfte eingestuft werden, sind:

- das doppelte Stilett unterschiedlicher Steifigkeit zur Streckung eines gekrümmt gefertigten ET nach Dadd et al. (2007),
- die fluidische Aktuierung eines gekrümmt gefertigten ET nach Arcand (2005),
- die Nutzung eines Stiletts aus einer Formgedächtnislegierung zur Formänderung bei Erreichen der Körpertemperatur nach Kuzma (2000a),
- die Nutzung eines aktuierten Stiletts aus tublären Manipulatoren nach Rau et al. (2015).

2.3 Nachgiebige Systeme

2.3.1 Definition und Klassifikation

Das Thema der nachgiebigen Systeme ist eine Disziplin innerhalb des Maschinenbaus, die sich mit Mechanismen, Sensoren und Aktuatoren beschäftigt, deren Funktionalität in ihrer Nachgiebigkeit begründet ist (vgl. Abb. 2.7). Dabei wird die Nachgiebigkeit als „Maß für die Fähigkeit eines Körpers oder einer Struktur zur Deformation unter der Wirkung äußerer Kräfte“ durch die International Federation for the Promotion of Mechanism and Machine Science (IFToMM) (*IFToMM dictionaries online* 2014) definiert. Die Nachgiebigkeit ist hier als Ergebnis der materialabhängigen Eigenschaften von Elastizität, Plastizität und Viskoelastizität zu verstehen (Zentner 2014, S. 3).

Nachgiebiger Mechanismus Generell wird unter einem Mechanismus ein mechanisches Tool verstanden, welches zur Umwandlung oder Übertragung von Bewegung, Kraft oder Energie dient (Howell 2001). Diese Definition ist bei Shigley et al. (1995, S. 6) noch weiter präzisiert: Dort wird die Hauptfunktion eines Mechanismus in der Umsetzung einer erwünschten (ggf. explizit designten) Bewegung beschrieben, auch wenn dadurch ebenso Kräfte oder Energie übertragen werden.

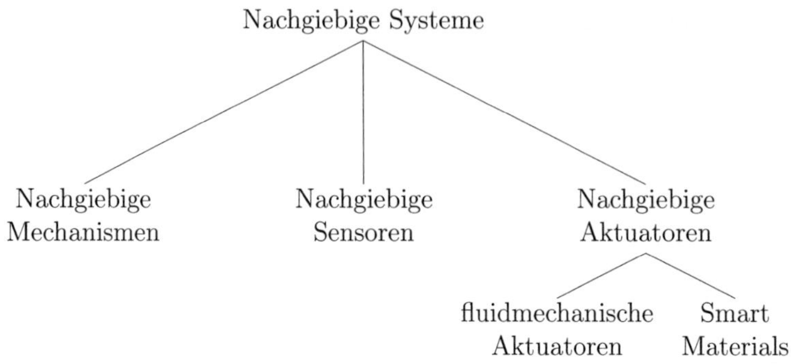

Abbildung 2.7: Einteilung nachgiebiger Systeme. [eigene Darstellung, nach Zentner (2014) und Zentner et al. (2019b)]

Ein nachgiebiger Mechanismus ist einer, welcher seine Funktion – vollständig oder teilweise durch Kombination mit einem oder mehreren Starrkörpergelenken – aus seiner material- oder geometriebedingten Nachgiebigkeit erhält (Definition nach Zentner et al. (2012) und Zentner (2014, S. 3)).

Nachgiebiger Aktuator Analog zu nachgiebigen Mechanismen lassen sich nachgiebige Aktuatoren definieren. Diese können dabei zum einen auf Materialkombinationen oder Smart Materials basieren (beispielsweise Formgedächtnislegierungen, elektroaktives Polymer (EAP) oder elektro-aktive Keramik (EAC) sowie Hydrogele) oder zum anderen auf fluidmechanischen Aktuatoren (Zentner 2014, S. 7). Fluidmechanische, nachgiebige Aktuatoren sind nach Bögelsack (2000) „als Aktuatoren mit nachgiebigen Membranen oder Blasen, die eine Volumen- und Formveränderung unter Druckbeaufschlagung mit Arbeitsfluiden ermöglichen“[1] zu verstehen.
Erstmalig wurde ein fluidmechanischer Aktuator 1875 von Reuleaux in der Form eines Mechanismus zur Darstellung einer Bewegung und einer Kraft durch Druckbeaufschlagung einer Aneinanderreihung von länglichen Hohlräumen aus einem elastischen Material beschrieben (nach Bögelsack (2000)). Die Druckbeaufschlagung einer solchen Konstruktion führt zu einer kugelförmigen Verformung der Hohlräume (als Zustand idealerweise gleichverteilter Spannung) und aufgrund dessen zu einer Verkürzung der Gesamtkonstruktion, welche ein daran angehängtes Gewicht anheben und somit eine Kraft übertragen kann.

[1] Übersetzung der Autorin; „Fluid-mechanical compliant actuators should be understood as actuators having compliant membranes (or bladders) that are able to vary volume and shape under the pressure of enclosed driving fluids.“ Bögelsack (2000)

Tabelle 2.3: Beschreibung der Nachgiebigkeit

Ursache	Geometrie 	Material 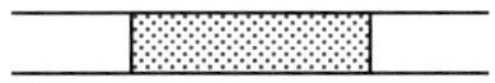
Anordnung	verteilt 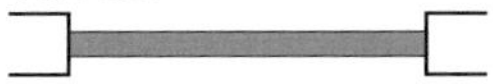	konzentriert 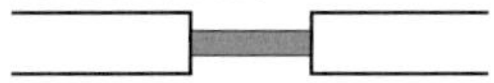

[eigene Darstellung, skizziert nach Zentner et al. 2019b, S. 4–6]

Eine Weiterentwicklung dessen ist ein pneumatic artificial muscle (PAM), eine beidseitig verschlossene Röhre die von dehnungsstraffen Fasern oder einem Netz aus diesen Fasern umhüllt ist (Chou et al. 1994, 1996).
Durch Druckbeaufschlagung der Röhre wird sich diese radial ausdehnen und längs verkürzen, beides abhängig vom Anstellwinkel der aufgebrachten Fasern und deren Anzahl über die Länge der Röhre (Chou et al. 1994, 1996; Connolly et al. 2015). Die funktionsgebende Nachgiebigkeit eines nachgiebigen Aktuators kann genauer beschrieben und klassifiziert werden. Dabei kann im Hinblick auf die Geometrie des Aktuators in eine konzentrierte gegenüber einer verteilten Nachgiebigkeit unterschieden werden (vgl. Tab. 2.3). Eine konkrete Umsetzung eines fluidmechanischen Aktuators mit verteilter Nachgiebigkeit wird ab Kap. 5 für die Anwendung im CI-ET beschrieben.

Vorteile und Nachteile eines nachgiebigen Aktuators Durch den Ersatz klassischer Gelenkverbindungen durch nachgiebige Mechanismen oder Aktuatoren können die Anzahl von benötigten Einzelteilen, dadurch die Montagezeit, sowie Verschleiß durch Reibung und der Verbrauch von Schmiermitteln reduziert werden (Howell et al. 2013, S. 6; Zentner 2014). Damit können nachgiebige Mechanismen einen Beitrag zur Kostenreduktion von Gesamtkonstruktionen und deren Wartung liefern. Des Weiteren können durch die Verwendung nachgiebiger Mechanismen Effekte wie Nachlauf und Spiel in Gelenken verringert oder vermieden und somit die Positioniergenauigkeit verbessert werden (Howell 2001, S. 6).
Allerdings ergeben sich durch die Nutzung nachgiebiger Aktuatoren neue Herausforderungen, welche insbesondere das Design und die Auslegung betreffen (Howell et al. 2013, S. 7). Dabei erfordert die Synthese neuer nachgiebiger Mechanismen oder Aktuatoren die Betrachtung der zumeist nicht-linearen Materialdehnung, sowie potentieller Ermüdungserscheinungen des Materials und dadurch bedingte Abweichungen von der geplanten Bahn der Bewegung bei hohen Zyklenzahlen (Howell et al. 2013, S. 7, Linß 2015).

2.3.2 Stand der Technik – nachgiebige, fluidmechanische Aktuatoren

Aufbauend auf der Grundidee eines PAM (auch als McKibben Muskel bezeichnet (Chou et al. 1994; Connolly et al. 2015; Al-Fahaam et al. 2018)) existieren bereits zahlreiche Weiterentwicklungen. Roche et al. (2014) verwendeten mehrere Aktuatoren, welche innerhalb einer Silikonmatrix spezifisch ausgerichtet wurden, um eine humane linke Herzkammer nachzubilden. Durch Deaktivierung einzelner Aktuatoren lassen sich dadurch Zustände mit inaktivem Muskelgewebe (beispielsweise nach Herzinfarkt) nachstellen.
Um aus einem solchen PAM einen Biegeaktuator zu machen, sind einige Anpassungen notwendig. Wird eine Seite des Netzes um den PAM steifer ausgestaltet als der Rest, wird eine Vorzugsrichtung bei Druckbeaufschlagung definiert und dadurch eine Biegung hervorgerufen (Al-Fahaam et al. 2017, 2018). Generell kann durch eine gezielt eingebrachte Asymmetrie (im Material oder der Geometrie) ein Verformungsgradient im Quer- oder Längsschnitt der Struktur unter Druckbeaufschlagung erreicht werden. Nach Ilievski et al. (2011) wird die Richtung der Krümmung (von pneumatisch aktuierten, verbundenen Kammern (pneumatic networks)) bestimmt durch:

1. die Geometrie der (mit Druck zu beaufschlagenden) Kammern,
2. die Materialeigenschaften der die Kammern umgebenden Materialien,
3. die Wandstärke der Kammerwände (Außenwände gegenüber der Umgebung).

Einige grundlegende Designvarianten für Biegeaktuatoren sind in Tabelle 2.4 dargestellt. Alle Aktuatoren zeigen in der abgebildeten Variante eine Biegung in der Ebene (Freiheitsgrad f=1), abgesehen von Variante (D), welche durch die drei unabhängig voneinander aktuierbaren Kanäle eine Biegung im Raum ermöglicht (Martinez et al. 2013). Verbindet man jeweils zwei Einzelaktuatoren der Varianten ($B_{1/2}$), (C), (E), (F), (G) und (H) entsteht jeweils ein bi-direktional aktuierbarer Biegeaktuator. Die Charakteristik der Biegung der Designvariante (E) wird durch den Anstellwinkel der Fasern auf der Außenhülle bestimmt (Darmohammadi et al. 2018). Die Varianten (B_1) und (C) unterscheiden sich durch die Verbindungsart der einzelnen mit Druck zu beaufschlagenden Rippen. Diese sind bei Variante (C) beidseitig verbunden, während die Spitzen der Rippen bei Variante (B_1) frei stehen.

Tabelle 2.4: Nachgiebige, fluidisch-aktuierte Biegeaktuatoren (Auswahl sich grundsätzlich unterscheidender Varianten, ohne Anspruch auf Vollständigkeit)

	Biegeaktuator	Quelle
A	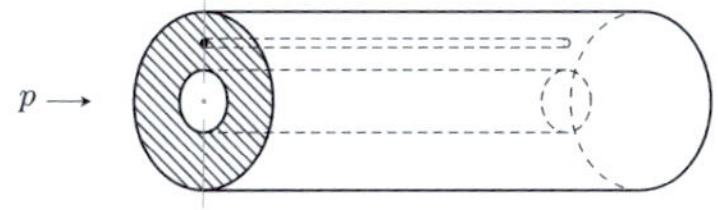	Arcand et al. (2004) Zentner (2010)
B_1	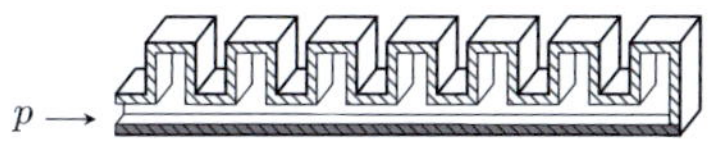	Wakimoto et al. (2011) Mosadegh et al. (2014) Payrebrune et al. (2016) Alici et al. (2018) Ariyanto et al. (2018)
B_2	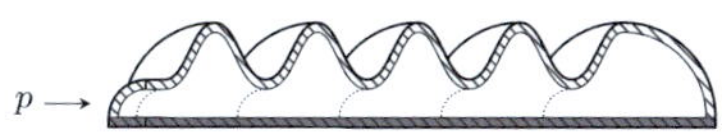	Chen et al. (2019)
C	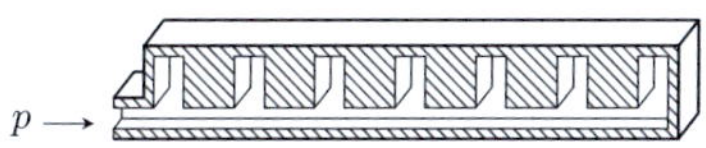	Shepherd et al. (2011) Mosadegh et al. (2014) Elgeneidy et al. (2018)
D	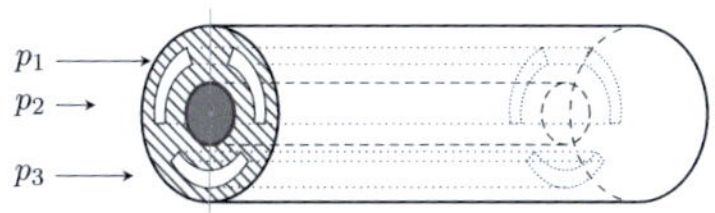	Martinez et al. (2013)
E	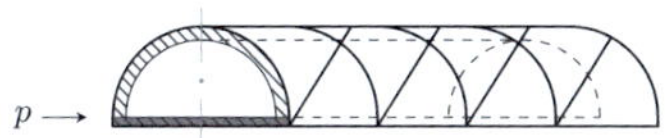	Galloway et al. (2013) Connolly et al. (2015) Polygerinos et al. (2015) Darmohammadi et al. (2018)
F	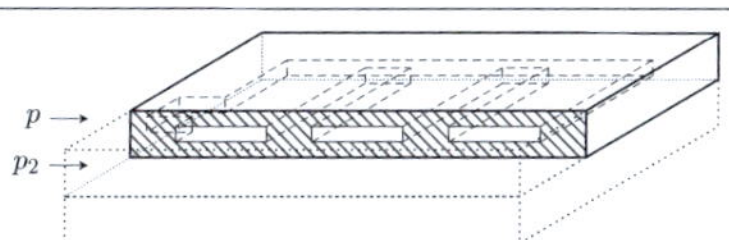	Bilodeau et al. (2018)
G	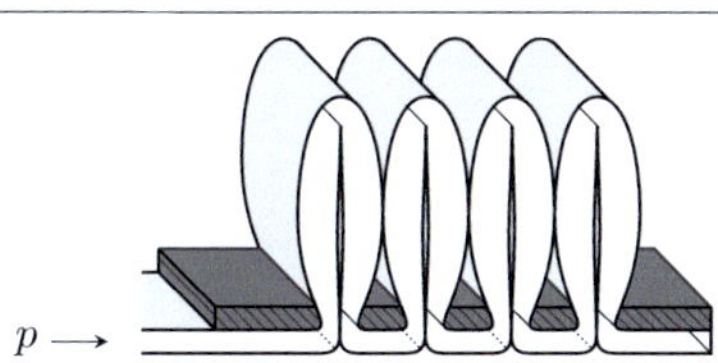	Felt (2018)

Legende: Dunkelgrau (■) gezeichnete Bereiche zeichnen sich durch einen deutlich höheren Elastizitätsmodul (E-Modul) gegenüber dem umliegenden Material aus und sind damit zwingend notwendig für die gewünschte Funktion der Aktuatoren. [eigene Darstellungen, nach jeweils genannten Quellen]

Dadurch zeigt Variante (B_1) eine deutlich stärker ausgeprägte Biegung bei gleicher Druckbeaufschlagung als Variante (C), was auch zu den Begriffen „fast Pneu-Net“ (fPN) und „slow Pneu-Net“ (sPN) führt (Mosadegh et al. 2014). Zylinderförmige Strukturen können zusätzlich von einer dehnungsstraffen Hülle mit definierten Schlitzen oder Öffnungen umhüllt werden, um damit die Stabilität zu erhöhen und durch Lageveränderung der Hülle eine größere Bandbreite verschiedener Bewegungsmuster zu erreichen (Galloway et al. 2013; Miron et al. 2018).

3 Morphologische Modellbildung der Cochlea

Die Morphologie ist die Lehre von Form und Gestalt und bezieht sich im Rahmen der Biologie auf Organismen. Dabei werden vorrangig makroskopische Merkmale beschrieben. Im Gegensatz dazu dient die Beschreibung mikroskopischer Merkmale der Unterscheidung gleichartig differenzierter Zellen, welche ein Gewebe charakterisieren. In diesem Kontext ist die nachfolgend beschriebene Schliffpräparation den zerstörenden Bildgebungsverfahren zur makroskopisch-morphologischen Beschreibung zuzurechnen. Mithilfe dieser Technik ist es möglich, dreidimensionale digitale Darstellungen der Cochlea zu erstellen. Die Schliffpräparation dient so der Darstellung der knöchernen Strukturen des Felsenbeins, in welches die Cochlea eingebettet ist (vgl. dazu auch Kap. 2.1).

Klassische Einbettungen nutzen Paraffin (Rosenthal et al. 2004), um die Gewebestrukturen während der Schnittführung in ihrer anatomisch exakten Position und Orientierung zu stabilisieren. Enthalten die Proben zusätzlich metallische Komponenten wie beispielweise Implantatmaterial, dann reicht die Einbettung in Paraffin nicht aus, um die Stabilität der Proben während des Schneidens zu gewährleisten. Im vorgestellten Fall wird daher alternativ Epoxidharz verwendet. Die derart aufbereiteten Proben dienen anschließend der Vermessung der spezifischen Cochleageometrie. Diese Geometriedaten werden sowohl zur individuellen Implantat- und Aktuatorentwicklung (vgl. dazu auch Kap. 5) als auch als Datenbasis für die Fertigung neuer, physikalischer Cochleamodelle (vgl. dazu auch Kap. 3.4) herangezogen, welche dadurch die anatomische Variabilität der Cochlea abbilden und für Insertionsversuche genutzt werden können (vgl. dazu auch Kap. 4.5). Die manuelle Schliffpräparation, welche ein bereits etabliertes Verfahren darstellt (Rau et al. 2011, 2013b), wird nachfolgend (s. Kap. 3.1) kurz skizziert, um die darauf aufbauende Automatisierung des Prozesses erläutern zu können (s. Kap. 3.2).

Neben der bereits erwähnten Schliffpräparation, als morphologischem Bildgebungsverfahren, werden auch Datensätze aus radiologischer Bildgebung mittels Mikro-

Computertomographie (μCT) für die Erhebung anatomischer Maße verwendet. Im Rahmen dieser Arbeit konnte auf bereits erprobte Prozessparameter für den Scan von Humanpräparaten zurückgegriffen werden (Mirsalehi et al. 2017[SH]), weswegen auf eine ausführliche Erläuterung des Verfahrens verzichtet wird.

3.1 Bisherige Methode: Manuelle Schliffpräparation

Für die manuelle Schliffpräparation werden Präparate des humanen Felsenbeins so zurechtgeschnitten, dass ein Block von circa 15 x 15 x 25 mm (L x B x H) entsteht, welcher Bogengänge, Gehörknöchelchen und Cochlea enthält (Rau et al. 2011, 2013b). Diese Blöcke werden anschließend in einer aufsteigenden Alkoholreihe dehydriert (Stöver et al. 2005), in Epoxidharz eingebettet und mit drei Nuten versehen, die längs der zylindrischen Probe verlaufen. Mit einem Scan (DVT) der Probe kann anschließend die Position von drei Bohrungen geplant werden (iPlan® ENT 2.6, BrainLAB AG, Feldkirchen). Diese Bohrungen werden benötigt, um künstliche Registrierungsmarker in den Epoxidharzblock einzubringen – in diesem Fall werden dazu Lego®-Antennen verwendet. Durch Triangulation, ausgehend von den drei Nuten, welche sowohl an der Probe als auch im Scan erkennbar sind, erfolgt die Übertragung der gewünschten Bohrungspositionen von der Planung auf die reale Probe. Für die eigentliche Schliffpräparation werden die so vorbereiteten Proben in einen eigens angefertigten Handprobenhalter eingespannt (vgl. Abb. 3.1) und in Schichten von 100 μm abgeschliffen (Rau et al. 2011, 2013b; Hügl et al. 2014c, 2017a). Nach der Färbung der Oberfläche mit Säurefuchsin für 45 s werden von jeder Schicht mindestens zwei Aufnahmen unter dem Makroskop (Leica APO Z6, Leica Microsystems GmbH, Wetzlar) gemacht. Zum Ausgleich von mikroskopischen Unebenheiten, welche, bedingt durch das Abschleifen der Schichten, die zu photographierende Probenoberfläche überziehen, wird diese mit Wassertropfen und Deckgläschen abgedeckt. Die erste Aufnahme pro Schicht, das sogenannte Übersichtsbild, zeigt die Probe im Querschnitt mit Darstellung der künstlichen Registrierungsmarker und der Nuten. Das anschließend aufgenommene Detailbild zeigt den anatomisch relevanten Bereich, hier die Cochlea, und ermöglicht so eine verbesserte Auflösung der Aufnahme.

Nach der Bilderfassung aller abgeschliffenen Schichten folgt die Registrierung zu einem 3D-Datensatz unter Zuhilfenahme eines Matlab-Skriptes, welches detailliert in Hügl et al. 2017a beschrieben ist. Zuerst werden die künstlichen Registrierungsmarker in jedem Übersichtsbild detektiert und basierend darauf der zum Basisbild ausgerichtete Bildstapel erstellt.

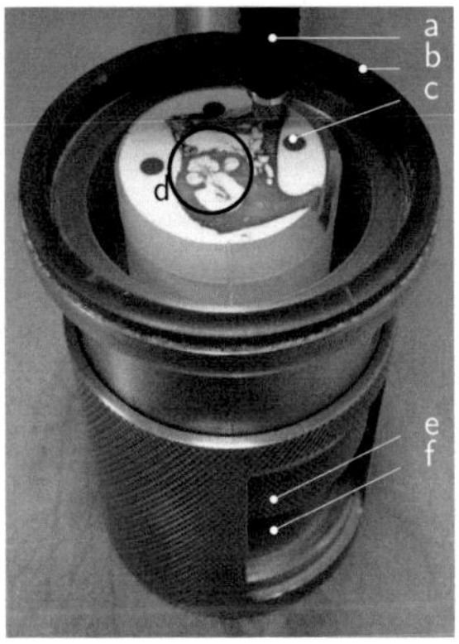

Abbildung 3.1: Handprobenhalter für die manuelle Schliffpräparation. Mit dem Messtaster (a) wird der durch den Hartkeramikring (b) bestimmte Abtrag der Probenoberfläche bestimmt. Das in den Epoxidharz-Zylinder eingebettete Humanpräparat zeigt einen midmodiolaren Schnitt durch die Cochlea (d) sowie die zusätzlich eingebrachten künstlichen Registrierungsmarker (c). Der Hartkeramikring (b) wird zur Einstellung des gewünschten Abtrags schrittweise entlang des Feingewindes (f) heruntergeschraubt und anschließend für die Dauer der Schliffpräparation gekontert (e). [eigene Darstellung]

Anschließend werden die jeweiligen Detailbilder der Schichten unter Nutzung des Scale Invariant Feature Transform Algorithmus (SIFT; Lowe 1999, 2004a,b) in den registrierten Bildstapel eingefügt. Schließlich kann der Datensatz auf die relevanten anatomischen Bereiche zurechtgeschnitten und in das Digital Imaging and Communications in Medicine (DICOM)-Format exportiert werden (Hügl et al. 2014c, 2017a). Das resultierende Pixelspacing in der Bildebene beträgt $4,6\,\mu$m/px und führt damit zu einem Aspektverhältnis im DICOM-Datensatz von 21,7 : 1 (Hügl et al. 2014c, 2017a). Um im Datensatz einer Probe einzelne Strukturen segmentieren zu können, ist die multiplanare Rekonstruktion des 3D-Datensatzes erforderlich. Aus diesem Grund muss sichergestellt werden, dass in einer Aufnahme nur die Strukturen der aktuellen Oberfläche und keine tiefer in der Probe liegenden Strukturen sichtbar sind. Zu diesem Zweck wird mittels Titandioxid weiß eingefärbtes Epoxidharz für die Einbettung der Präparate verwendet (Rau et al. 2013b; Hügl et al. 2017a). Die Schliffpräparation erfordert für die hier beschriebene Art der Durchführung ein hohes Maß an manueller Interaktion, sowohl während der eigentlichen Schliffpräparation als auch für die anschließende digitale Nachverarbeitung der Bilder. Zum einen ist diese hohe Benutzerinteraktion eine Quelle für potentielle Fehler und zum anderen wird dadurch der zeitliche und der finanzielle Aufwand für die Bearbeitung der Proben entsprechend hoch. Eine durchschnittliche Probe zur Darstellung von Mittel- und Innenohr umfasst 150 - 180 Schichten mit mindestens 2 Bildern je Schicht, wobei der zeitliche Aufwand zur Bearbeitung einer solchen Probe, ohne Berücksichtigung der Rüstzeiten, bereits 5 - 6 Stunden beträgt.

Der Aufwand für die anschließende digitale Nachbearbeitung hängt maßgeblich von der Notwendigkeit manueller Korrekturen nach der automatisierten Detektion der künstlichen Registrierungsmarker und der Zeit, die für die Registrierung der Detailbilder benötigt wird (1,5 - 2h), ab (Hügl et al. 2017a). Dieser zeitliche Aufwand manueller Interaktion soll durch die Automatisierung der Schliffpräparation verringert werden.

3.2 Weiterentwicklung: Automatisierte Schliffpräparation

3.2.1 Konstruktion und Aufbau

Für die automatisierte Schliffpräparation werden die Proben des humanen Felsenbeins, wie zuvor beschrieben (s. Kap. 3.1), zurechtgeschnitten, in weiß gefärbtes Epoxidharz eingebettet und mit drei längs verlaufenden Nuten versehen. Ein DVT-Scan dient der Lagebestimmung der Cochlea innerhalb der zylindrischen Probe, um die Probe passend unter dem Makroskop (Leica Z6 APO mit Kamera DFC495, Leica Microsystems, Wetzlar) ausrichten zu können.
Ein Mikrotom (Leica SM2500, Leica Microsystems, Wetzlar) mit Fräsaufsatz (Leica SP2600) ermöglicht den automatisierten Schichtabtrag in Schritten von 1 μm bis 1 mm Abtragshöhe (Hügl et al. 2015b) (vgl. Abb. 3.2). Ein zusätzlicher Aufbau befestigt das Stativ des Makroskops so auf dem Hubkopf des Fräsers, dass selbiges nach jedem Schichtabtrag ein Bild der neu entstandenen Probenoberfläche aufnehmen kann[1].
Basierend auf dem DVT-Scan wird die Probe unter dem Makroskop ausgerichtet und im Verfahrtisch fest eingespannt, damit bei der gewünschten Vergrößerung die relevanten Strukturen des Innenohres im Bildbereich liegen. Dazu wird die Position ausgewählter Punkte am Rand von Cochlea, Gehörknöchelchen und Bogengängen gegenüber den drei Nuten trianguliert (iPlan® ENT 2.6, BrainLAB AG, Feldkirchen), welche im DVT ebenso wie an der Probe direkt sichtbar sind. Diese Positionen können anschließend auf die Oberfläche der Probe übertragen werden, sodass je nach Ausdehnung dieser Punkte die größtmögliche Vergrößerung eingestellt werden kann. Dadurch können sowohl vom Bildbereich abgeschnittene Strukturen und als auch ein nachfolgend benötigtes Umspannen der Probe vermieden werden.

[1] Claudia Weiss, Medizinische Hochschule Hannover (MHH) & Leibniz Universität Hannover (LUH), Studienarbeit 2014

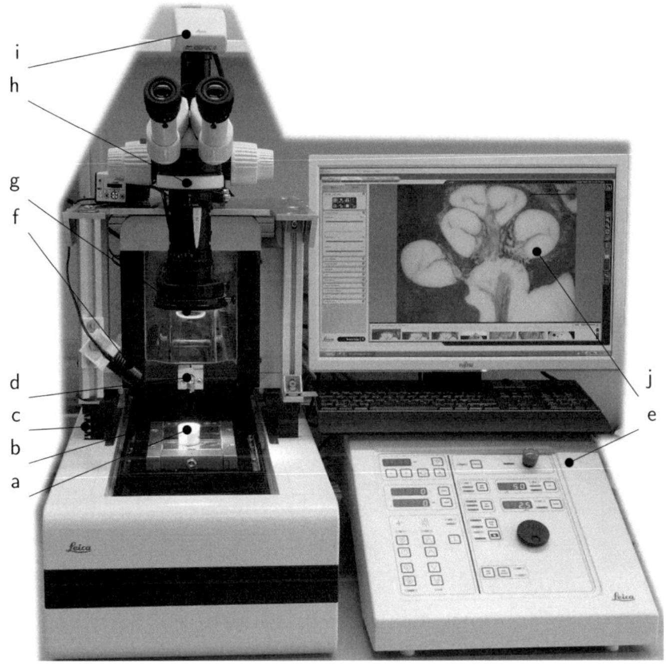

Abbildung 3.2: Gesamtsystem der automatisierten Schliffpräparation: Dazu werden Proben (a) in den Verfahrtisch (b) eingespannt und von dem am Hubkopf (c) befestigten Fräser (d) um den an der Steuerung (e) voreingestellten Abtrag gekürzt. Abschließend wird die vom seitlichen Spot (f) und vom mittigen Ringlicht (g) ausgeleuchtete neue Probenoberfläche mit der am Mikroskop (h) angebrachten Digitalkamera (i) dokumentiert. Zu Abbildungszwecken wurde eine Probe eingespannt, welche ein eingebettetes humanes Felsenbein (j) zeigt. Die Lage der intracochleären Membranen lässt auf Einbettungsartefakte schließen. [eigene Darstellung]

Während des automatischen Schichtabtrags fährt die eingespannte Probe unter dem Fräsaufsatz durch, wobei die eingestellte Schichtdicke abgetragen wird, und stoppt anschließend in der festgelegten Fotoposition unterhalb des Makroskops, um die Dokumentation der Oberfläche durch dasselbe zu ermöglichen. Dieser Vorgang wird für eine voreingestellte Anzahl an Schichten automatisch wiederholt. Die Fräsparameter (Drehzahl: $2800\,\mathrm{min}^{-1}$, Tischvorschub: $2{,}3\,\mathrm{mm/s}$) wurden hinsichtlich einer möglichst ebenmäßigen Oberfläche bei gleichzeitig kurzer Verarbeitungszeit optimiert[1]. Des Weiteren wurde die Beleuchtung, bestehend aus einem Ringlicht um das Objektiv des Mikroskopes herum und einer separaten, seitlich an der Aufnahme des Mikroskopes

[1] Claudia Weiss, MHH & LUH, Studienarbeit 2014

angebrachten Kaltlichtquelle, angepasst, um Schattenwurf und Reflexionen an der Probenoberfläche zu minimieren.
Schließlich wurde das System noch um einen Spanfänger mit austauschbarem Reinigungstuch ergänzt, um sicherzustellen, dass die Probenoberfläche nicht durch Späne oder Staub verunreinigt werden kann und so eine Segmentierung relevanter Innenohrstrukturen basierend auf den automatisiert aufgenommenen Bildern verhindert wird.
Nach der automatisierten Schliffpräparation liegt, im Unterschied zum manuellen Verfahren, jeweils nur ein Bild pro Schicht vor, welches den zu untersuchenden Bereich abbildet (entspricht dem Detailbild des manuellen Verfahrens). Nachdem diese Bilder zueinander registriert wurden erfolgt der Export in das DICOM-Format analog zum manuellen Verfahren.
Diese Registrierung der Bilder kann bildgestützt, basierend auf künstlichen in den Datensatz eingebrachten Registrierungsmarkern – analog zum bereits beschriebenen manuellen Verfahren (s. Kap. 3.1) – erfolgen. Unter der Annahme, dass die vom Mikrotom nach jedem Abtrag angefahrene Fotoposition reproduzierbar erreicht wird, wären die so entstandenen Bilder bereits prozessbedingt zueinander registriert. Damit entfiele zum einen die Notwendigkeit, künstliche Registrierungsmarker in die Proben einzubringen, und zum anderen die Aufnahme des Übersichtsbildes im Vergleich zum manuellen Verfahren. Allerdings unterliegen sowohl die maschinelle Positionierung der Probe zur Bilddokumentation als auch die Bildregistrierung jeweils einem Fehler. Aus diesem Grund wurde die im nächsten Abschnitt beschriebene Überprüfung der Rekonstruktionsgenauigkeit durchgeführt, um das Verfahren mit dem geringeren Gesamtfehler identifizieren zu können.

3.2.2 Überprüfung der Rekonstruktionsgenauigkeit

Für die Überprüfung der Rekonstruktionsgenauigkeit wurden artifizielle Prüfkörper herangezogen, deren Abmaße möglichst einfach mittels eines Koordinatenmesssystem (KMS) zu erfassen sind. Zu diesem Zweck wurden vier baugleiche Prüfkörper, jeweils bestehend aus fünf Lego®-Blöcken, aufgebaut (vgl. Abb. 3.3). Jeder der vier Prüfkörper wurde mit einem KMS (FARO Gage, FARO Europe GmbH & Co. KG) vermessen, um die Originalabmaße zu ermitteln. Dazu wurden jeweils sechs Punkte auf jeder der 15 Außenflächen (vgl. Abb. 3.3) der realen Prüfkörper angetastet und deren Koordinaten gespeichert. Nach der Einbettung erfolgte die automatisierte Schliffpräparation (50 μm Schichtdicke).

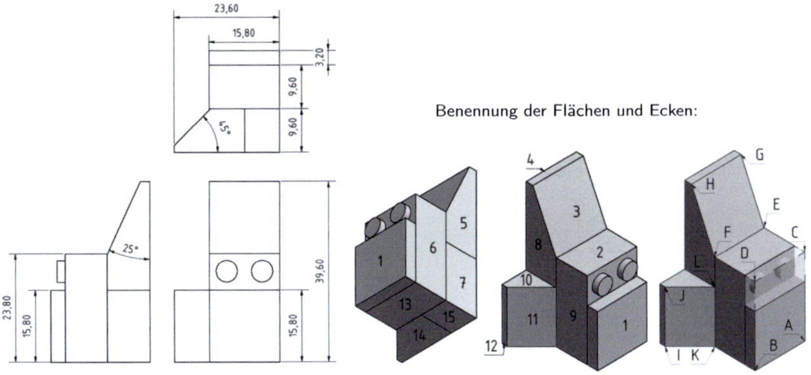

Abbildung 3.3: Abmaße des Körpers aus fünf verschiedenen Lego®-Bauteilen zur Untersuchung der Rekonstruktionsgenauigkeit der automatisierten Schliffpräparation. Die angegebenen Maße dienen der Orientierung und entsprechen nicht den mittels des KMS erhobenen Werten, da diese aufgrund der Fertigungstoleranz zwischen den einzelnen Prüfkörpern variieren (s. Tab. 3.2). [eigene Darstellung]

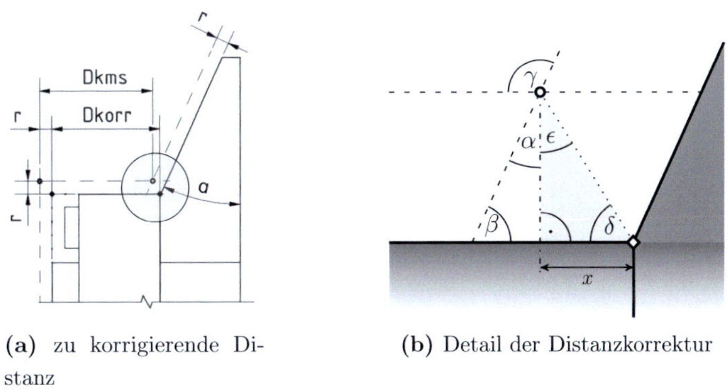

(a) zu korrigierende Distanz

(b) Detail der Distanzkorrektur

Abbildung 3.4: (a) Die um den Radius der Messkugel (r =1,5 mm) verschobenen Ebenen (gestrichelt), ergeben die zu korrigierende Distanz *Dkms* zwischen den Eckpunkten. Die reale Distanz ist *Dkorr*. Der grau markierte Bereich ist in (b) detailliert dargestellt. (b) Die Schräge dieses Lego®-Blocks hat den Innenwinkel $\alpha = 25°$. Daraus lässt sich der kleine Innenwinkel β der Raute zwischen den Außenkanten der Lego®-Blöcke und den um den Messkugelradius verschobenen Ebenen bestimmen. Damit ergibt sich der große Innenwinkel γ der Raute. Die Diagonale (gepunktet) durch die Raute halbiert γ und ergibt δ. Dadurch sind alle Innenwinkel (90°; $\delta = 57,5°$; $\epsilon = 32,5°$) des grau markierten Dreiecks bekannt. Daraus lässt sich x und die korrigierte Distanz zwischen den Eckpunkten $Dkorr = Dkms - r + x$ bestimmen. [eigene Darstellung]

Tabelle 3.1: Skizzierter Programmablauf und berechnete Ergebnisse

Programmprinzip	Datenquelle (◂) und Datensenken (▸)
Start	
Einlesen der Punktematrix	◂ Punktkoordinaten in einer Matrix
Median der Punkte, Ableitung Stützvektoren	▸ Stützvektoren der Ebenen
PCA, Ableitung Normalenvektoren	▸ Normalenvektoren der Ebenen
Berechnung der Winkel zwischen den Ebenen	▸ Winkel zwischen den Ebenen (Parallelität, Rechtwinkligkeit)
Grafikerstellung zur Plausibilitätskontrolle der Ausgleichsebenen	▸ 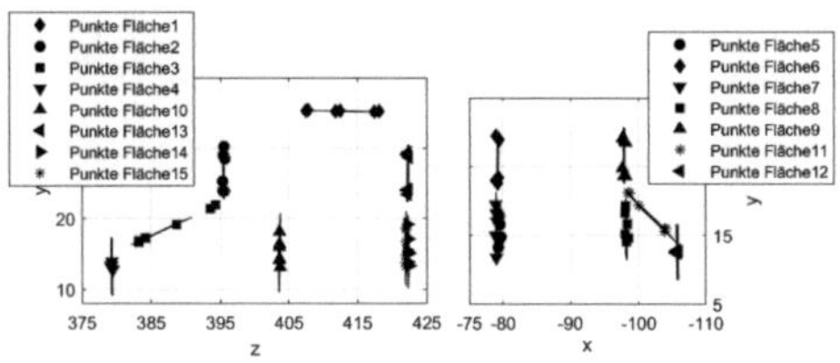
Plausibilität? (nein → Ende; ja ↓)	
Berechnung der Ebenheit	▸ Ebenheit der Ebenen
Berechnung der Ebenenschnittpunkte (Eckpunkte)	▸ Koordinaten der Eckpunkte
Berechnung der Distanzen zwischen den Eckpunkten	▸ Kantenlängen
Prüfung der Datenquelle	
KMS-Daten? (nein → Berechnung der Winkel zwischen Kanten einer Fläche; ja ↓)	
Anpassung der Distanzen um Radius der Messkugel	▸ korrigierte Kantenlängen
Berechnung der Winkel zwischen Kanten einer Fläche	▸ Winkel zwischen den Kanten
Ende	

Legende: Principal Component Analysis (PCA); Koordinatenmesssystem (KMS)

Um zu prüfen, ob der Gesamtfehler der Rekonstruktion ausschließlich nach der maschinellen Ausrichtung der Probe oder mit zusätzlicher Bildregistrierung geringer ausfällt, wurden von jedem Prüfkörper zwei Datensätze erstellt – einer mit und einer ohne Bildregistrierung.
Auf beiden Datensätzen erfolgte anschließend eine schwellwertbasierte Segmentierung zur Definition der digitalen Prüfkörper, auf deren Flächen ebenfalls Punktkoordinaten ($n = 20$) erhoben wurden. Zur Segmentierung der Prüfkörper im Datensatz und der Bestimmung der Punkte auf den Flächen wurde ein eigens programmiertes Softwaretool[1] herangezogen.
Anschließend wurden für jeden der vier Prüfkörper jeweils drei Punktwolken ausgewertet (Schema nach Tab. 3.1):

1. 6 gepickte Punkte je Fläche, vermessen mittels des KMS;
2. 20 gepickte Punkte je Fläche, vermessen anhand der im Datensatz segmentierten Prüfkörper (ohne markerbasierter Bildregistrierung);
3. 20 gepickte Punkte je Fläche, vermessen anhand der im registrierten Datensatz segmentierten Prüfkörper (mit markerbasierter Bildregistrierung).

Die von dem KMS aufgezeichneten Punkte liegen im Mittelpunkt der verwendeten Messkugel ($\varnothing = 3\,\text{mm}$). Aus diesem Grund wurden die basierend auf den KMS-Daten berechneten Distanzen zwischen den Eckpunkten der Lego®-Blöcke korrigiert (vgl. Abb. 3.4).
Zur Bewertung der Rekonstruktionsgenauigkeit wurden die absoluten Fehler der Distanzen zwischen den Eckpunkten, sowohl für den Datensatz mit als auch ohne Registrierung, jeweils gegenüber dem KMS-Datensatz ausgewertet (s. Tab. 3.2, Hügl et al. 2019a). Entgegen der ursprünglichen Hypothese kann die zusätzliche Bildregistrierung den Gesamtfehler nur unwesentlich verbessern.
Beim Vergleich der Probendurchlaufzeiten im automatisierten gegenüber dem manuellen Verfahren der Schliffpräparation konnte die benötigte Zeit für eine Probe mit 300 Schichten halbiert werden (Hügl et al. 2015b). Des Weiteren wird im manuellen Verfahren eine Abweichung von $10\,\mu$m gegenüber dem angestrebten Schichtabtrag von $100\,\mu m$ toleriert. Dem gegenüber besitzt der Hubkopf des automatisierten Systems eine angegebene Genauigkeit von $1\,\mu$m. Bei der Überprüfung von 100 Schichten mit einem externen Messtaster (Specto ST 3048, Heidenhain GmbH, Traunreut) wurde eine Abweichung von $1 \pm 1{,}3\,\mu$m gemessen.

[1] entwickelt von Dr. G.J. Lexow; MHH, Klinik für Hals-Nasen-Ohren-Heilkunde, Arbeitsgruppe für computer-assistierte Chirurgie

Tabelle 3.2: Rekonstruktionsgenauigkeit: Distanzen zwischen den Eckpunkten

		mit Registrierung Probekörper				ohne Registrierung Probekörper			
Richtung	Strecke	1	2	3	4	1	2	3	4
x	AB	0,09	0,07	0,14	0,12	0,00	0,14	0,05	0,06
	CD	0,06	0,14	0,20	0,23	0,12	0,01	0,13	0,08
	EF	0,06	0,16	0,02	0,01	0,11	0,02	0,03	0,02
	GH	0,04	0,12	0,23	0,07	0,10	0,04	0,12	0,08
	Σ	$0,11 \pm 0,07$				$0,07 \pm 0,04$			
y	CE	0,57	0,20	0,15	0,42	0,04	0,02	0,20	0,01
	DF	0,54	0,19	0,11	0,48	0,27	0,30	0,08	0,08
	BK	0,18	0,07	0,10	0,07	0,16	0,25	0,15	0,20
	Σ	$0,26 \pm 0,18$				$0,12 \pm 0,11$			
z	AC	0,03	0,17	0,06	0,10	0,74	0,10	0,06	0,08
	BD	0,11	0,07	0,10	0,11	0,17	0,02	0,09	0,09
	KF	0,04	0,08	0,02	0,07	0,58	0,02	0,03	0,05
	KL	0,01	0,10	0,12	0,07	0,00	0,14	0,12	0,02
	IJ	0,03	0,02	0,02	0,01	0,04	0,04	0,02	0,07
	Σ	$0,07 \pm 0,04$				$0,12 \pm 0,19$			
xy	IK	0,04	0,24	0,17	0,05	0,07	0,25	0,05	0,06
	JL	0,06	0,24	0,28	0,00	0,02	0,27	0,08	0,12
	Σ	$0,14 \pm 0,10$				$0,12 \pm 0,09$			
yz	EG	0,09	0,04	0,19	0,25	0,03	0,20	0,15	0,26
	FH	0,19	0,13	0,22	0,18	0,68	0,27	0,16	0,18
	Σ	$0,16 \pm 0,07$				$0,24 \pm 0,18$			
Σ_{gesamt}		$0,13 \pm 0,12$				$0,13 \pm 0,14$			

Legende: Werte sind die absolute Abweichung gegenüber KMS-Daten (mm)

Da der Messtaster eine angegebene Genauigkeit von 2 μm hat, kann die angegebene Genauigkeit des Hubkopfes von 1 μm nicht überprüft werden. Durch die Daten kann jedoch bestätigt werden, dass der Hubkopf mindestens die Genauigkeit des Messtasters erreicht und damit eine deutliche Verbesserung gegenüber dem manuellen Verfahren bietet (Hügl et al. 2015b).

3.3 Bestimmung des modiolaren Pfades der Scala Tympani

3.3.1 Bisherige Untersuchungen zur Vermessung der Cochleageometrie

Bisherige anthropometrische Untersuchungen der humanen Cochlea basieren grundsätzlich auf drei verschiedenen Methoden:

- Vermessung von histologischen Schnitten (Hardy 1938),
- Vermessung von Ausgussmodellen (Erixon et al. 2008; Pietsch et al. 2017),
- Vermessung von radiologischen Datensätzen (Ketten et al. 1998; Avci et al. 2014; Würfel et al. 2014; Singh et al. 2020).

Die älteste (der Autorin vorliegende) Publikation, welche die Länge der Cochlea beschreibt, ist Hardy (1938). Daraus geht hervor, dass zu diesem Zeitpunkt weitere vier Publikationen[1] bekannt waren, welche anhand von histologischen Schnitten die Länge von insgesamt neun Cochleae vermessen hatten. Damit beschreibt Hardy (1938) selbst jedoch die erste größere Untersuchung ($n = 68$), welche die Länge des Corti-Organs beschreibt (Mittelwert 31,52 mm, min / max 25,26 - 35,46 mm).
Grundsätzlich werden folgende Messwerte für die Beschreibung der Cochlea herangezogen, aus welchen sich eine Vielzahl weiterer Merkmale ableiten lassen:

- Länge der Cochlea (in ° oder mm) entlang des Corti-Organs oder entlang der modiolaren oder lateralen Wand (Pietsch et al. 2017),
- Höhe der Cochlea entlang der Modiolarachse (Pietsch et al. 2017),
- A- und B-Wert: längste Distanz vom runden Fenster über den Modiolus zur lateralen Wand (A) und orthogonale Distanz dazu, ebenfalls durch den Modiolus verlaufend (B) (Definition nach Escudé et al. (2006), vgl. Abb. 3.5).

Ausgussmodelle werden für die Auswertung in standardisierten Ansichten ausgerichtet und photographiert, um anschließend anhand der Bilddaten die beschriebenen Messwerte der Cochlea zu erheben. Damit eignen sich Ausgussmodelle nicht für die Bestimmung des modiolaren Pfades, da dieser aufgrund seiner Lage auf den Bildern zumeist durch andere Abschnitte der Cochlea oder den Hörnerven verdeckt und damit nicht bestimmbar ist.

[1] von Hardy (1938) benannt als: Hensen 1865, Waldeyer 1873, Krause 1876 und Retzius 1884.

Abbildung 3.5: Schematische Darstellung der Maße der Cochlea: Länge der basalen Windung der Cochlea (A-Wert; hier $A = A_1 + A_2$), vom runden Fenster durch den Modiolus (M) bis zur gegenüber liegenden lateralen knöchernen Cochleawand, und orthogonal dazu die Breite der basalen Windung der Cochlea (B-Wert, hier $B = B_1 + B_2$). A- und B-Wert definiert nach Escudé et al. (2006). Diese Maße bestimmen im Produkt die „Grundfläche“ oder „Basis“ der Cochlea im Sinne eines umspannenden Rechtecks. [eigene Darstellung]

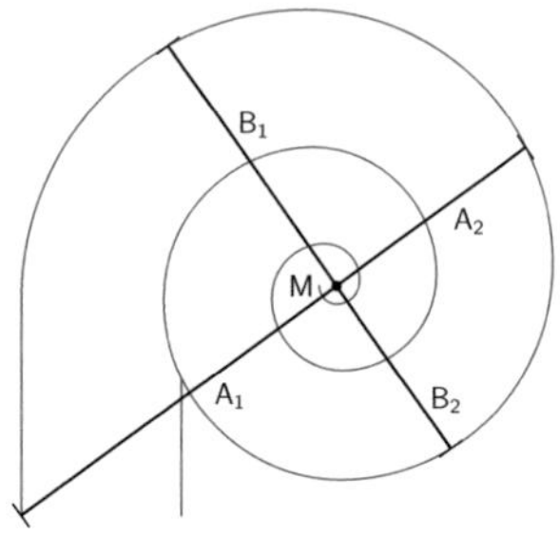

3.3.2 Segmentierung des modiolaren Pfades der Scala Tympani

Methodik Für die eigene Untersuchung der anatomischen Variabilität der Cochlea – und im Speziellen des Verlaufs der knöchernen modiolaren Wand der ST – wurden bereits vorhandene Humanpräparate daraufhin erneut analysiert. Die verwendeten Humanpräparate waren zuvor bereits mittels der Schliffpräparation (s. Kap. 3.1, 3.2) aufbereitet worden und konnten als digitaler 3D-Datensatz zur Segmentierung herangezogen werden ($n_{Schliff} = 9$). Zusätzlich konnten Datensätze aus radiologischer Bildgebung mittels μCT (μCT 100, Scanco Medical AG, Brüttisellen, Schweiz) verwendet werden ($n_{\mu CT} = 14$).

Diese Proben wurden während des Scans (Röhrenspannung/-strom: 70 kVp/ 114 μA, Filter: 0,5 mm Aluminium, Voxel: 10 μm) in Thimerosal gelagert, um die natürliche Degeneration des Gewebes zu vermeiden. Ein eigens entwickelter DICOM-Viewer (Cochlea Measurement Tool, Comet; vgl. Abb. 3.6)[1] ermöglicht die Darstellung midmodiolarer Schnittansichten der Cochlea, welche in definierten Abständen von 22,5° beginnend am runden Fenster um die Modiolusachse rotiert werden (Lexow et al. 2016; Lexow 2018).

Das Ergebnis dieser multiplanaren Rekonstruktion der Datensätze wird durch die Qualität des Datensatzes maßgeblich beeinflusst. Dabei wirkt sich ein möglichst ausgeglichenes Aspektverhältnis positiv auf die Bildqualität der errechneten Schnittansichten aus. Idealerweise wird hierzu ein isotroper Datensatz verwendet. Diese Anforderung an die verwendeten Datensätze zeigt erneut die Bedeutung der Automatisierung für die Schliffpräparation auf, welche eine deutliche Reduktion des Schichtabstandes bei der Erstellung der morphologischen Bilddaten erst ökonomisch vertretbar macht (s. Kap. 3.2).

[1] entwickelt von Dr. G.J. Lexow; MHH, Klinik für Hals-Nasen-Ohren-Heilkunde, Arbeitsgruppe für computer-assistierte Chirurgie

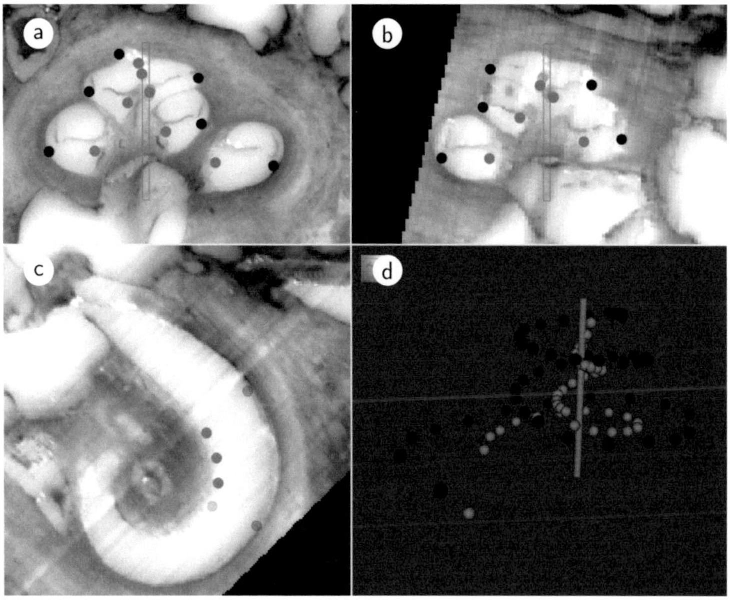

Abbildung 3.6: Segmentierung der Scala tympani durch Definition der modiolaren (graue Punkte) und der lateralen Wand (schwarze Punkte) in Radialschnitten (alle 22,5°). Dargestellt ist ein Ausschnitt der Programmoberfläche des Programms Comet. (a): Detailbild der Schliffpräparation. (b): Rekonstruierte Ansicht orthogonal zu (a). (c): Ansicht orthogonal zur gesetzten Modiolarachse. (d): 3D-Ansicht der segmentierten Punkte und der gesetzten Modiolarachse. [eigene Darstellung]

Für jedes segmentierte Objekt (beispielsweise Scala tympani, Scala vestibuli, Scala media und Helicotrema) können die segmentierten Punkte pro Schnittansicht für die weitere Bearbeitung bereitgestellt werden. Für die vorliegende Arbeit wurden ausschließlich Daten der ST erhoben und ausgewertet (vgl. Abb. 3.6).
Die Segmentierung mittels Comet erfordert zunächst die manuelle Bestimmung der Modiolarachse der Cochlea. Orthogonal zu dieser Achse wird eine erste Schnittebene angezeigt, die sich zur Vermessung der basalen Windung der Cochlea mittels A- und B-Wert (nach Escudé et al. (2006)) eignet (vgl. Abb. 3.6c). In den anschließend erstellten Schnittansichten um die Modiolarachse kann durch Rotation des gesamten Datensatzes ein Schnitt durch das runde Fenster als Startpunkt der Segmentierung festgelegt werden.

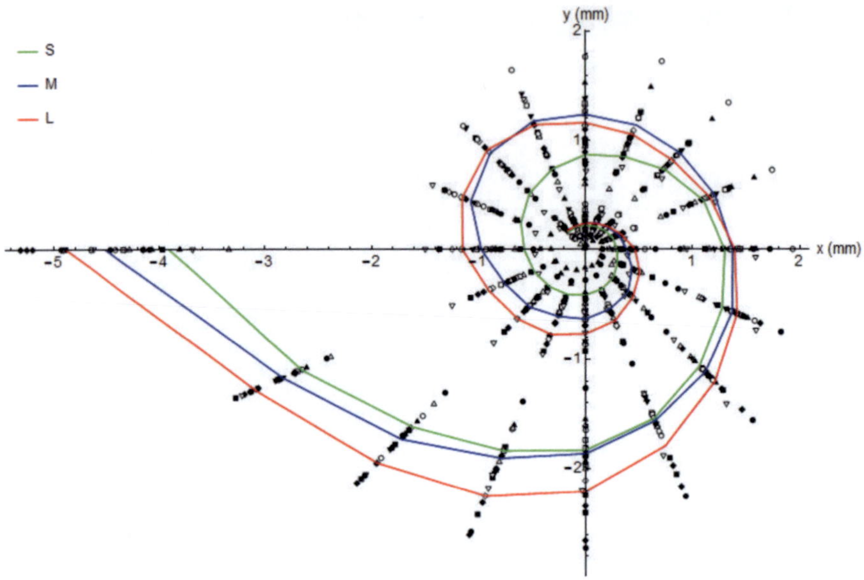

Abbildung 3.7: Modiolarer Pfad der segmentierten Cochleae (n = 23) in Schritten von 22,5° bis 675° mit registrierter Modiolarachse. Die Cochleae wurden anhand ihrer 2D-Pfadlänge gruppiert (S, M, L). [eigene Darstellung]

Von dieser Schnittebene aus wurde sowohl die modiolare als auch die laterale knöcherne Begrenzung der Cochlea segmentiert, wobei die nachfolgenden Schnitte jeweils um 22,5° rotiert wurden (vgl. Abb. 3.6a,b, Abb. 3.7). Das Helicotrema als Verbindung zwischen ST und SV wurde als apikaler Endpunkt festgelegt und daher nicht in die Segmentierung einbezogen.

Ergebnisse Insgesamt wurden in 23 Datensätzen jeweils Modiolarachse, A-, B-Wert und 2 Punkte in der ST zur Bestimmung der lateralen/ modiolaren Wand erhoben (vgl. Abb. 3.6, Abb. 3.7). Aus diesen Proben wurden nach der Bewertung von Artefakten (durch Einbettung oder Bildgebung) und Auflösung 14 Datensätze (davon $n_{\mu CT} = 9$ und $n_{Schliff} = 5$) ausgewählt, in welchen die Kontur des ST-Querschnitts in den jeweiligen Radialschnitten vollständig segmentiert wurde[1,2,3]. Diese Datensätze wurden anschließend für die Erstellung physikalischer Cochleamodelle herangezogen.

[1] Denise Blume, MHH & LUH, Fachpraktikum 2016
[2] Emine Cemen, MHH & LUH, Fachpraktikum 2016/17
[3] Tobias Blum, MHH & LUH, Fachpraktikum & studentische Hilfskraft ab 2017

3.4 Physikalische Cochleamodelle unterschiedlicher Morphologie

Die in der Literatur am häufigsten verwendeten Maße zur Beschreibung individueller Cochleageometrien sind Länge (A-Wert) und Breite (B-Wert) der basalen Windung der Cochlea (nach Escudé et al. 2006), die Gesamtlänge der Cochlea entlang der lateralen Wand (in mm und °) und deren Höhe (Pietsch et al. 2017).
Aktuell sind fünf Studien bekannt, die die Cochleageometrie von Präparaten, zumeist anhand von μCT-Scans oder Ausgussmodellen, ausgewertet haben und aus denen ein A/B-Quotient hervorgeht (Escudé et al. 2006; Marel et al. 2014; Singla et al. 2015; Meng et al. 2016; Ketterer et al. 2018). In diesen Studien wurden insgesamt 1466 Cochleae ausgewertet, welche (gewichtet nach der Anzahl der ausgewerteten Proben je Studie) einen Mittelwert von 1,42 (min / max der Mittelwerte: 1,32 - 1,53) als A/B-Quotienten zeigen.
Die anatomische Bandbreite der eigenen Proben ($n = 14$; nach Ausschluss von Proben mit Artefakten vgl. Kap 3.3.2) liegt mit einem mittleren A/B-Quotient von 1,36 (min / max 1,24 - 1,45; vgl. Tab. 3.3) im Bereich dieser Literaturwerte (Escudé et al. 2006; Marel et al. 2014; Singla et al. 2015; Meng et al. 2016; Ketterer et al. 2018). Die DICOM-Datensätze der zugrundeliegenden Proben wurden mittels μCT-Scans (μCT100, Scanco Medical AG, Brüttisellen, Schweiz) oder Schliffpräparation (vgl. Kap. 3.1-3.2, ab S. 54) erfasst. Die in Radialschnitten von je 22,5° um die Modiolarachse segmentierten Proben wurden in ein CAD-Programm (hier: Autodesk Inventor, Autodesk Co., USA) überführt.

Tabelle 3.3: Anthropometrische Eckdaten segmentierter Cochleae.

Probe	anatomische Daten			korrespondierendes Cochleamodell						
				mögliche max. Insertionstiefe				Daten & Verwendung		
	A (mm)	B (mm)	A/B	(°)	lateral (mm)	perimodiolar (mm)	perimodiolar (%)	digital	PTFE	Versuch
A	8,3	6,0	1,38	495,0	22,8	12,3	53,7	x	x	CM2
B	8,9	7,2	1,24	495,0	27,0	16,0	59,4	x	x	CM3
C	9,0	6,5	1,38	472,5	24,7	11,6	46,8	x	-	-
D	9,1	7,1	1,28	382,5	22,1	9,3	42,1	x	x	-
E	9,2	6,5	1,42	495,0	24,2	12,9	48,2	x	x	-
F	9,2	6,6	1,39	472,5	24,0	12,9	53,7	x	x	CM4
G	9,2	6,9	1,33	472,5	25,8	14,2	54,9	x	-	-
H	9,3	6,4	1,45	360,0	19,8	8,6	43,4	x	x	CM5
I	9,3	6,7	1,39	495,0	23,7	13,5	57,0	x	x	CM6
J	9,3	6,8	1,37	495,0	25,7	12,4	48,2	x	-	-
K	9,3	6,9	1,35	495,0	24,5	10,7	43,6	x	x	-
L	9,7	6,7	1,45	360,0	22,7	11,1	48,8	x	x	CM7
M	9,8	7,4	1,32	450,0	26,6	11,7	44,2	x	x	CM8
N	9,8	7,5	1,31	472,5	27,3	14,0	51,4	x	x	CM9
min	8,3	6,0	1,24	360,0	19,8	8,6	42,1			
max	9,8	7,4	1,45	495,0	27,3	16,0	59,4			
Ref*	10,4	6,1	1,70	495,0	25,0	15,0	60,0	x	x	CM1

Legende: A-/B-Wert beschreiben die Länge und Breite der Cochlea entlang ihrer größten Ausdehnung in der basalen Windung (nach Escudé et al. (2006)); Insertionstiefe in mm im CAD als Spline entlang der inneren / äußeren Modellkante vermessen (exklusive der halbkreisförmigen Spitze); Insertionstiefe in ° in um je 22,5° rotierenden Schnittansichten vermessen, beginnend am basalen Ende des Modells; Cochleamodelle, die für die Insertionsstudien in Kap. 4 (ab S. 71) verwendet wurden, sind markiert (CM 1 - 9); * A-/B-Wert des Referenzmodells (aufgrund von Nutzung in früherem Kooperationsprojekt mit Cochlear Ltd. als Referenz genutzt) wurden zu Vergleichszwecken anhand des Modells vermessen, da der anatomische Datensatz nicht zur Verfügung stand.

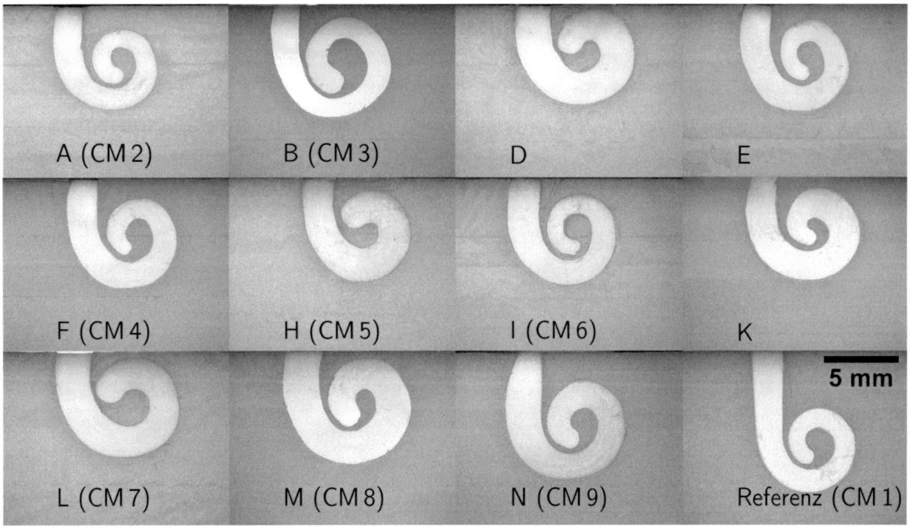

Abbildung 3.8: 12 Cochleamodelle (CM) unterschiedlicher Morphologie gefertigt aus PTFE. Cochleamodelle, die für die Insertionsstudien in Kap. 4 verwendet wurden, sind markiert (CM 1 - 9). Detaillierte Daten zu den den Modellen zugrunde liegenden Cochleae befinden sich in Tab 3.3.

Das so entstandene digitale 3D-Modell der ST wurde anschließend entlang der Modiolarachse in die Ebene projiziert, um daraus physikalische Modelle aus PTFE (vgl. Abb 3.8) fertigen zu können (Hügl et al. 2018a; Rau et al. 2019[SH]). Diese physikalischen PTFE-Modelle zeigen statt der anatomisch korrekten 3D- nur noch eine zweidimensional (2D)-Spirale, welche zudem bezüglich der Insertionstiefe beschränkt wurden musste, sobald sich Bereiche der 2. Windung der ST durch die Projektion in die Ebene mit Bereichen der basalen Windung überlagern. Die daraus resultierenden maximal möglichen Insertionstiefen in ° und mm entlang der lateralen sowie perimodiolaren Wand des Modell sind in Tab. 3.3 dargestellt. Zur Vergleichbarkeit nachfolgender Insertionsversuche wurden Datensätze sofern nötig gespiegelt, um stets eine mathematisch positive Drehrichtung des ST-Lumens von basal nach apikal zu erreichen (vgl. Abb 3.8). Für nachfolgende Insertionsversuche (vgl. Kap. 4 ab S. 71) wurden insgesamt acht physikalische Cochleamodelle mit möglichst großer Bandbreite an A- und B-Werten ausgewählt (Hügl et al. 2018a). Diese Modelle sind in Tab. 3.3 und Abb. 3.8 gesondert gekennzeichnet (CM 1 - 8).

3.5 Zwischenfazit

Die Automatisierung der bereits etablierten Schliffpräparation – als Verfahren morphologischer Schichtbildgebung – konnte den Anteil manueller Interaktion verringern und damit die Probendurchlaufzeit bei identischer Schichtanzahl halbieren. Das System ermöglicht darüber hinaus die Verringerung der Schichtdicken, von $100 \pm 10\,\mu\text{m}$ (wobei $10\mu\text{m}$ dem tolerierten Fehler entsprechen, der individuell abhängig vom Benutzer auch höher liegen kann) auf bis zu $1\,\mu\text{m}$, was die Auflösung des Bildstapels in z-Richtung und damit die Qualität des gesamten rekonstruierten Datensatzes verbessert. Die Rekonstruktionsgenauigkeit des automatisierten Verfahrens ist bereits prozessbedingt vergleichbar zum manuellen Verfahren unter Verwendung von zusätzlich eingebrachten, artifiziellen Registrierungsmarkern.

Als Ergebnis der morphologischen Modellbildung der Cochlea liegen die in 22,5° um die Modiolarachse segmentierten Pfade der modiolaren und lateralen Wand der ST für 23 Proben vor. Aus der darauf aufbauenden Segmentierung der Kontur der ST sind schließlich elf planare Cochleamodelle, gefertigt aus PTFE entstanden. Davon wurden acht für die weitere Verwendung in Insertionsstudien verwendet, welche im nachfolgenden Kapitel detailliert erläutert werden.

4 Insertionsverhalten lateraler Elektrodenträger

Das Insertionsverhalten von Elektrodenträgern in die Cochlea wird klinisch durch eine Vielzahl von Parametern beeinflusst. Diese lassen sich nach ihrem Ursprung in Einflussfaktoren unterteilen, jeweils bedingt durch den Operateur, den Patienten oder den Elektrodenträger (vgl. Tab. 4.1). Um einzelne Einflussfaktoren im Labor unter möglichst kliniknahen Bedingungen gezielt untersuchen zu können, werden standardisierte Aufbauten für die Durchführung reproduzier- und vergleichbarer Insertionsstudien benötigt.

Zur Bewertung und Charakterisierung des Insertionsverhaltens können im Laborversuch die Insertionskraftmessung, Druckmessung, Videodokumentation und Röntgenkontrolle als Methoden für eine zeitdiskrete Messdatenerfassung verwendet werden (Hügl et al. 2014b; Kobler et al. 2014; Todt et al. 2014, 2016). Dabei ist für die Aussagekraft dieser Methoden entscheidend, ob die Insertion in ein künstliches Cochleamodell (CM) oder ein Felsenbeinpräparat erfolgt.

Für die nachfolgend genutzte Insertionskraftmessung ist eine Orientierung der Insertionsrichtung (eines Insertionstools oder der manuell verfolgten Insertionstrajektorie) zur basalen Windung der Cochlea und zur Belastungsrichtung des Kraftsensors relevant, was bei CM bereits bei der Konstruktion des Versuchsaufbaus sichergestellt werden kann. Idealerweise sollte auch die Krümmungsrichtung der Cochlea mit einer der Achsen eines mehrdimensionalen Kraftsensors in Übereinstimmung gebracht werden. Für die Ausrichtung humaner Felsenbeinpräparate ist eine indiviualisierte Lösung empfehlenswert, beispielsweise unter Nutzung von präexperimenteller Planung auf Basis von DVT-Daten und stereooptischer Navigation, da diese Methoden die Reproduzierbarkeit der Ausrichtung und die quantitative Beschreibung des dabei auftretenden Positionierungsfehlers möglich machen.

Zur optischen Auswertung dient bei Insertion in Felsenbeinpräparate ausschließlich die Röntgenkontrolle, während sich die Videodokumentation vorwiegend zur Beurteilung der Insertion in künstliche CM eignet, da diese häufig entweder direkt aus

(halb-) transparentem Material gefertigt werden (vorwiegend 3D-Modelle) oder als planare Modelle mit einer Acrylglasscheibe abgedeckt werden (vgl. Tab. 4.2). Eine Ausnahme davon bilden Felsenbeinpräparate die mittels Mikrodissektion (nach Wright et al. (2005)) präpariert wurden. Dabei wird die knöcherne Hülle der Cochlea entlang der SV geöffnet, was eine direkte Sicht auf die Basilarmembran ermöglicht. Beschrieben ist die Nutzung dieser Präparationstechnik insbesondere nach der Insertion zur Auswertung (Wright et al. 2005), wobei auch eine Präparation vor der Insertion möglich ist (Nguyen et al. 2012). Eingefärbte ET könnten während der Insertion so durch die BM hindurch visuell verfolgt werden. Somit ist diese Art der Präparation der Cochlea in vielen Punkten sehr vorteilhaft, da eine visuell sichtbare Insertion in das dreidimensionale Humanpräparat erfolgen kann.
Nachteilig sind allerdings die grundsätzlich eingeschränkte Planbarkeit und Verfügbarkeit von Humanpräparaten, toxische Eigenschaften der für diese Präparation (Mikrodissektion) benötigten Chemikalien (u.a. Osmiumtetroxid[1]) und die Degeneration und dadurch hervorgerufene Veränderung der mechanischen Eigenschaften insbesondere der membranösen, intracochleären Strukturen über die Dauer einer Insertionsstudie. Alternativ zur Mikrodissektion können Felsenbeinpräparate auch nachgelagert zur eigentlichen Insertion eingebettet und in histologischen Schnittansichten ausgewertet werden, um potentiell entstandenes Trauma an den intracochleären Strukturen auszuwerten (Schliffpräparation vgl. Kap. 3).
Aufgrund der genannten Nachteile (obligatorische (navigierte) Ausrichtung, schlechte Planbarkeit, Verlust der intracochleären Sichtbarkeit oder Nutzung toxischer Chemikalien) werden im Rahmen der vorliegenden Arbeit keine Humanpräparate für Insertionsstudien verwendet. Drei ausgewählte Einflussfaktoren (Insertionsgeschwindigkeit, Beschichtung, Cochleageometrie) auf das Insertionsverhalten lateraler ET (vgl. Kap. 4.3 - 4.5) werden zur besseren Vergleichbarkeit untereinander anhand von Insertionen in CM untersucht.

[1] CAS Nr: 20816-12-0; H300 + H310 + H330: Lebensgefahr bei Verschlucken, Hautkontakt oder Einatmen; H314: Schwere Verätzungen der Haut und Augen (aus Gefahrstoffinformationssystem (GESTIS) des Instituts für Arbeitsschutz der Deutschen Gesetzlichen Unfallversicherung (IFA), abgerufen am 28.04. 2018)

Tabelle 4.1: Einflussfaktoren auf das Insertionsverhalten von CI-Elektrodenträgern: Gegenüberstellung klinischer Parameter und ihrer experimentellen Repräsentation

Quelle	klinischer Einflussfaktor	Repräsentation im Labor
Operateur	standardisierte Lagerung des Patienten zur Orientierung der Insertion	(navigierte oder konstruktive) Ausrichtung des Cochleamodells zur Insertionsachse
	Zugang (Rundfensterinzision oder Cochleostomie)	Erweiterung des CMs um die Cochleostomiestelle
	Schmiermittel (Healon®)	Schmiermittel
	manuelle Insertion (Geschwindigkeit, Tremor der Hand, Haptik)	manuelle oder **automatisierte Insertion** (**Geschwindigkeit**, Tremor der Hand oder automatisierter Vorschub)
ET	Geometrie Material Führungshülse, Stilett - - -	Geometrie Material Führungshülse, Stilett **(Drug-Delivery-) Beschichtung** Aktuatorik Sensorik
Patient	individuelle Anatomie der Cochlea (dreidimensionaler Verlauf, A-Wert, B-Wert, Höhe, Steigung, Malformationen)	**Cochleamodell** (CM) (dreidimensionales CM, A-Wert, B-Wert, Höhe, Steigung, zweidimensionales CM)
	mögliche Ossifikation der Cochlea	-
	Perilymphe	Füllung des CMs (z.B. Natriumchlorid-Lösung)
	Körpertemperatur	temperierbare Versuchsaufbauten

Legende: alle **fett-markierten** Einflussfaktoren auf das Insertionsverhalten wurden im Rahmen der vorliegenden Arbeit von der Autorin untersucht und werden nachfolgend dargestellt (vgl. Kap. 4.3 ab S. 89). Untersuchungsgegenstände klinischer Studien werden explizit nicht als Bestandteile der klinischen Routine eingeordnet.

4.1 Bisherige Untersuchungen zu Einflussfaktoren auf das Insertionsverhalten

Die nachfolgende Übersicht bisheriger Untersuchungen dient nicht der allgemeinen und umfassenden Darstellung des Stands der Technik (vgl. Kap. 2), sondern der konkreten Evaluation bestehender Forschungsarbeiten. Ziel dieser detaillierten Betrachtung ist die Identifikation offener Fragestellungen sowie die Ableitung konkreter Details für die eigenen Untersuchungen.

4.1.1 Insertionstool und Insertionsgeschwindigkeit

Insertionstool Eines der Forschungsziele für Cochlea-Implantat-Systeme ist der minimal-invasive Zugang zum Innenohr (Weber et al. 2017). Es gilt hierbei, eine Stichkanalbohrung von der Schädeloberfläche direkt bis an die Cochlea anzulegen, um das intraoperative Trauma durch die konventionelle, raumfordernde Mastoidektomie (Lenarz 2017c) zu verringern. Um Position und Orientierung der Bohrung festzulegen, werden dabei (stereooptische) Navigationssysteme, robotische Assistenzsysteme (Labadie et al. 2005; Baron et al. 2006; Majdani et al. 2008, 2009; Eilers et al. 2009; Klenzner et al. 2009; Baron et al. 2010; Bell et al. 2013; Williamson et al. 2014; Ke et al. 2016; Caversaccio et al. 2017; Stenin et al. 2017; Weber et al. 2017) oder mini-stereotaktische Rahmen (Labadie et al. 2009; Kratchman et al. 2010; Kobler et al. 2012; Vollmann et al. 2015; Rau et al. 2017b) verwendet. Die Bohrung hat dabei einen maximalen Durchmesser von 2,7 mm, welcher sich auf 1,8 - 1,5 mm am Recessus Facialis verjüngt (Majdani et al. 2008, 2009; Eilers et al. 2009; Bell et al. 2013; Venail et al. 2015; Weber et al. 2017). Damit durch diesen Kanal ein Elektrodenträger bis ins Innenohr vorgeschoben werden kann, wird ein Insertionstool benötigt (Hussong et al. 2010; Schurzig et al. 2010a; Rau et al. 2010; Kratchman et al. 2012; Miroir et al. 2012; Nguyen et al. 2012; Kobler et al. 2014; Venail et al. 2015; Rau et al. 2016b), um einerseits den ET vor Knochensplittern zu schützen und andererseits den ET gesteuert inserieren zu können. Grundsätzlich kann ein Insertionstool auch ein passives Assistenzsystem für den Operateur sein, welches dem ET ausschließlich Schutz und Führung bietet, während der Vorschub manuell durch den Operateur erfolgt (Weber et al. 2017).

Allerdings wird in der Literatur der Begriff des Insertionstools zumeist synonym zu einem automatisierten Insertionstool verwendet, soweit es nicht anderslautend direkt als manuelles Insertionstool abgegrenzt wird. In der vorliegenden Arbeit wird dieser Annahme gefolgt, sodass ein manuelles Insertionstool einer expliziten Erwähnung bedarf. Demnach umfasst ein Insertionstool folgende Komponenten:

- eine chirurgische Fasszange oder eine vergleichbare Einspannung für den ET
- mindestens einen Linearaktor, um den Vorschub des ETs zu gewährleisten

Weitere optionale Komponenten können das Insertionstool und den dazugehörigen Versuchsstand ergänzen:

- ein zweiter Linearaktor, um ein Stilett oder eine Führungshülse unabhängig vom ET aktuieren zu können (Hügl et al. 2014b)
- eine interne[1] Kraftmessung (Miroir et al. 2012; Schurzig et al. 2012; Kobler et al. 2014)
- eine sterile Barriere für die Entkopplung der ggf. nicht sterilisierbaren Aktorik von Teilen mit klinischem Kontakt (im Rahmen eines Sterilisationskonzeptes eine notwendige Voraussetzung für eine zukünftige klinische Anwendung) (Prielozny 2012)
- (retroreflektierende oder aktive) Referenzkugeln oder vergleichbare Marken für die Erkennung durch eine (stereooptische) Navigationskamera (Hügl et al. 2014b; Kobler et al. 2014)
- die Integration in ein Wasserbecken oder eine vergleichbare Umgebung zur Steuerung der Temperatur von Cochleamodell und ET für Insertionsversuche bei Körpertemperatur (Hügl et al. 2014d), welche vor allem bei der Evaluierung von Temperatur-sensitiver Aktorik im ET, wie beispielsweise Formgedächtnislegierungen (Majdani et al. 2013; Min et al. 2013; Rau et al. 2016a), relevant ist
- eine Aufnahme des Insertionstools in ein Stativ (z.B. für Laboraufbauten) oder ein robotisches Assistenzsystem (denkbar für eine zukünftige klinische Anwendung), um es zu orientieren und für die Dauer der Insertion ortsfest zu halten (Hügl et al. 2014b; Torres et al. 2017, 2018a,b)

[1] die Begrifflichkeiten „intern“ und „extern“ nutzen als Bezugspunkt das Insertionstool. Dabei ist irrelevant, ob dieses manuell oder automatisiert funktioniert. So befindet sich eine „interne“ Kraftmessung im Insertionstool, während die „externe“ Kraftmessung unterhalb des Cochleamodells oder Felsenbeinpräparates angebracht wird. Neuere Forschungsansätze zielen auf eine Integration der Kraftsensorik direkt in den ET ab, zur Differenzierung kann diese Art der Kraftmessung als „intracochleär“ bezeichnet werden.

Hoskison et al. (2017) stellen die Hypothese auf, dass stetige Geschwindigkeitsprofile und gleichmäßige Insertionen eine Möglichkeit darstellen, die Insertionskräfte und verbunden damit das Traumarisiko zu verringern. Dieser Anforderung kann insbesondere mit einem automatisierten Insertionstool entsprochen werden.

Insertionsgeschwindigkeit Bereits 1993 wurde das Konzept der „Soft Surgery“ (Lehnhardt 1993) eingeführt, um das intracochleäre Trauma zu minimieren. Das Konzept umfasst verschiedene Vorschläge, beginnend mit der Beschreibung, wie das runde Fenster freizulegen ist, über die empfohlene Nutzung von Hyaluronsäure (Healon®) als Schmiermittel bis zur postoperativen Antibiotikatherapie. Lehnhardt (1993) fordert als eine der Maßnahmen für eine möglichst atraumatische Insertion ein „extrem behutsame[s] Vorgehen zum Einführen des Elektrodenträgers“, was durchaus als Aufforderung zu langsamer Insertion verstanden werden kann, wenngleich keine explizit quantitativ bestimmte Insertionsgeschwindigkeit verlangt wird. Der klinische Hintergrund für diese Maßnahmen war die langfristige Ausweitung der Indikation für ein CI auf teil-ertaubte/resthörige Patienten, da zum Zeitpunkt der Publikation ausschließlich vollständig ertaubte Patienten in der klinischen Routine versorgt wurden. Die intraoperativ manuell verwendete Insertionsgeschwindigkeit kann indirekt über die Videodokumentation der Insertion ermittelt werden. Dazu müssen der verwendete ET sowie dessen Design (speziell die Anzahl der Stimulationskontakte über die aktive Länge) bekannt sein. Die zeitliche Nachverfolgung der Stimulationskontakte unter Annahme eines mittleren Abstandes zwischen benachbarten Kontakten ermöglicht die Abschätzung der mittleren, manuell angewandten Insertionsgeschwindigkeit. Rajan et al. (2013) haben im Rahmen einer retrospektiven Studie untersucht, ob die Insertionsgeschwindigkeit einen Einfluss auf klinisch relevante Faktoren zeigt. Dazu wurden zwei Patientengruppen verglichen. Die erste Gruppe ($n = 18$ Patienten) wurde mit einer Insertionsgeschwindigkeit des ETs von $1{,}0 \pm 0{,}3\,\mathrm{mm/s}$ implantiert (vgl. Abb. 4.1). Nach einer Änderung des internen Implantationsprotokolls wurde die zweite Patientengruppe ($n = 22$ Patienten) mit einer verringerten Insertionsgeschwindigkeit versorgt, die anhand von intra-operativer Videodokumentation zu $0{,}25 \pm 0{,}1\,\mathrm{mm/s}$ bestimmt wurde. Die zweite Patientengruppe, welche explizit langsam implantiert wurde, zeigte signifikant weniger postoperative Auffälligkeiten wie Schwindelgefühl oder Restgehörverlust (Rajan et al. 2013). Für beide Patientengruppen wurde das FLEXSOFT Implantat (MED-EL, Innsbruck, Österreich) mit einer intracochleären Länge von 31,5 mm laut Herstellerangabe (nach Rajan et al. (2013) 31 mm) verwendet.

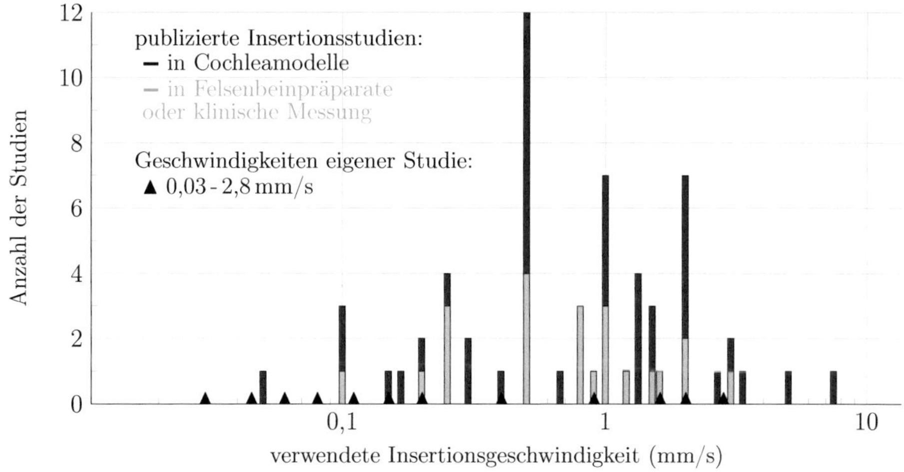

Abbildung 4.1: Histogramm der in der Literatur beschriebenen Insertionsgeschwindigkeiten. Die 27 ausgewerteten Studien nutzten unterschiedliche Insertionsgeschwindigkeiten für Insertionen in Cochleamodelle oder Humanpräparate und Messungen klinischer Insertionen, wobei eine Geschwindigkeit von 0,5 mm/s am häufigsten verwendet wurde und daher retrospektiv als Standard für Forschungsfragen angesehen werden kann. In der Grafik erfolgt keine Unterscheidung zwischen automatisiert und manuell durchgeführten Insertionen. (Ausgewertete Publikationen: Roland 2005; Todd et al. 2007; Radeloff et al. 2009; Zhang et al. 2009a; Majdani et al. 2010; Rau et al. 2010; Helbig et al. 2011; Kontorinis et al. 2011a,b, 2012; Miroir et al. 2012; Nguyen et al. 2012; Pile et al. 2013; Rajan et al. 2013; Nguyen et al. 2014, 2015; Todt et al. 2014; Kobler et al. 2015; Todt et al. 2016; Avci et al. 2017; De Seta et al. 2017; Kesler et al. 2017; Mittmann et al. 2017; Pile et al. 2017; Torres et al. 2018b; Banakis Hartl et al. 2019; Kaufmann et al. 2020) [eigene Darstellung]

Dieses konnte in der schnell implantierten Patientengruppe nur bei 50 % vollständig inseriert werden, während dies bei langsamer Insertion bei 86 % der Patienten gelang. Lenarz (2017c, S.132) empfiehlt ebenfalls, dass die Elektrodeninsertion „möglichst atraumatisch und langsam“ erfolgen sollte, wobei auch hier wiederum die konkrete Nennung einer nicht zu überschreitenden Insertionsgeschwindigkeit offen bleibt.

Insbesondere beim Laborversuch ist es durch die Nutzung gezielt steuerbarer Aktoren möglich, eine gewünschte Insertionsgeschwindigkeit einzustellen und so den Einfluss auf die Insertionskräfte gezielt zu untersuchen (vgl. Abb. 4.1). Studien dazu von Zhang et al. (2009a), Kontorinis et al. (2011a) und Avci et al. (2017) kamen zu widersprüchlichen Ergebnissen. So kamen Zhang et al. (2009a) zu dem Ergebnis, dass eine schnellere Insertion zu einer Verringerung der Insertionskräfte führt, während Kontorinis et al. (2011a) einen umgekehrten Zusammenhang zeigen konnten und

Avci et al. (2017) in nicht näher beschriebenen Vorversuchen keinen Einfluss der Insertionsgeschwindigkeit auf die Insertionskräfte zeigen konnten.
In der Literatur sind Insertionsgeschwindigkeiten von 0,05 mm/s (Avci et al. 2017) bis 7,5 mm/s (Zhang et al. 2009a) für Insertionsversuche in CM und Humanpräparate beschrieben (vgl. Abb. 4.1), wobei die niedrigsten Geschwindigkeiten manueller Insertion bei 0,25 mm/s liegen (Rajan et al. 2013; Kesler et al. 2017). Insgesamt finden sich in der Literatur klinische Berichte bis hin zu Empfehlungen, welche langsame Insertionen anregen (Lehnhardt 1993; Roland et al. 2005; Rajan et al. 2013; Adunka et al. 2014; Lenarz 2017c), wobei diese nicht durch gezielte Untersuchungen über den erhofften Nutzen der verlangsamten Insertion gestützt werden. Publizierte Untersuchungen zum Einfluss der Insertionsgeschwindigkeit zeigen inhomogene Ergebnisse und schließlich standen insbesondere sehr langsame Insertionsgeschwindigkeiten noch nicht im Fokus der Forschung (vgl. Abb. 4.1), was insgesamt den Bedarf für gezielte Experimente aufzeigt, welche im Rahmen der Arbeit durchgeführt wurden und nachfolgend beschrieben sind (Ergebnisse unter Kap. 4.3).

4.1.2 Beschichtungen des Elektrodenträgers

Das Langzeitergebnis des Hörerfolgs nach einer CI-Operation hängt, neben weiteren Parametern, auch von der Anzahl der insgesamt sowie ortsspezifisch stimulierbaren Neurone ab (Shepherd et al. 2006; Wilson et al. 2008; Scheper et al. 2009; Warnecke et al. 2012; Seyyedi et al. 2014). Eine ortsspezifische Stimulation der Neurone ist erforderlich für die Übertragung möglichst schmaler Frequenzbereiche und kann durch eine Verringerung des Abstandes zwischen Stimulationskontakt und Neuron verbessert werden (Wilson et al. 2008; Senn et al. 2017).
Allerdings wurde eine Degeneration der Spiralganglienzellen nach dem Hörverlust beobachtet (Nadol 1997), welche abhängig von der Ursache des Hörverlustes unterschiedlich schnell fortschreitet. Untersuchungen *in vitro* (Warnecke et al. 2012; Schwieger et al. 2015) und *in vivo* (Shepherd et al. 2005; Scheper et al. 2009) haben gezeigt, dass diese Degeneration durch entzündungshemmende Wirkstoffe (z.B. Dexamethason (Wadhwa et al. 2006; Bohl et al. 2012; Wrzeszcz et al. 2015)) oder neurotrophe Faktoren, wie brain-derived neurotrophic factor (BDNF) (Chikar et al. 2012; Warnecke et al. 2012), gebremst werden kann.
Ziele dieser gezielten Medikation sind dabei die Vermeidung von Entzündungsprozessen im Innenohr (Wadhwa et al. 2006; Bohl et al. 2012), das Unterdrücken von Bindegewebswachstum in der Cochlea (Wrzeszcz et al. 2015), eine Verbesserung der

Überlebensrate von Spiralganglienzellen (Salt et al. 2005) sowie eine Stimulation der Neuritenaussprossung (Salt et al. 2005). Jedoch wird eine systemische Medikation als ungeeignet angesehen, da hierbei die Blut-Perilymph-Schranke überwunden werden muss (El Kechai et al. 2015) und somit die Wirkstoffkonzentration in der Cochlea schwer prognostiziert werden kann (Agrahari et al. 2017). Aus diesem Grund wird an intracochleären Medikamenten-Freisetzungssystemen (Drug-Delivery-Systeme) geforscht.

Neben der Benetzung des runden Fensters mit einer Wirkstofflösung (El Kechai et al. 2015), welche sich aufgrund der Permeabilität der Membran in der Perilymphe anreichern kann, und Injektionen (El Kechai et al. 2015; Prenzler et al. 2018) direkt in das Volumen der Perilymphe sind Beschichtungen des ET (Tykocinski et al. 2005; Richardson et al. 2009; Bohl et al. 2012; Chikar et al. 2012; Ceschi et al. 2014; Wrzeszcz et al. 2015) eine Möglichkeit, Medikamente gezielt in die Cochlea einzubringen. Eine Langzeitanwendung wird als vorteilhaft angesehen (Gillespie et al. 2003; Shepherd et al. 2008; Warnecke et al. 2012), wobei diese Anforderung mit einem Wirkstoffdepot innerhalb der Beschichtung schwer umzusetzen ist, da ein großes Depot benötigt werden würde, welches das Risiko einer initialen Überdosierung mit sich bringen kann. Aus diesem Grund wurden humane, mesenchymale Stammzellen (MSCs) gentechnisch derart verändert, dass sie neurotrophe Faktoren wie BDNF produzieren.

Verschiedene Studien konnten bereits zeigen, dass Zellen auf ET aufgebracht und damit inseriert werden können (Rejali et al. 2007; Pettingill et al. 2008; Pettingill et al. 2011; Kontorinis et al. 2012; Warnecke et al. 2012; Roemer et al. 2016) sowie längerfristig (nachgewiesen für 30 Wochen) BDNF produzieren können (Zanin et al. 2014). Das Risiko, dass sich die Zellen bei dieser Anwendung von der Oberfläche des ETs ablösen und migrieren, lässt sich durch die Einbettung der Zellen in eine Hydrogelschicht vermeiden (Skinner et al. 2009). Nachdem die eigentlich hydrophobe Silikonoberfläche neben der vorteilhaften Biokompatibilität auch einige Nachteile aufweist – darunter den hohen Reibkoeffizienten sowie die ausgeprägte Anhaftung von Proteinen und Bakterien – könnte insbesondere eine hydrophile Beschichtung weitere Vorteile mit sich bringen (Kinoshita et al. 2015).

Im Gegensatz zur bisher beschriebenen, ausschließlich pharmakologischen Nutzung einer Beschichtung untersuchten Radeloff et al. (2009) den Einfluss einer Beschichtung auf die Insertionskräfte. Sie konnten zeigen, dass die Insertionskräfte in der Gruppe der beschichteten ET geringer ausfielen. Darüber hinaus haben Radeloff et al. (2009) eine mögliche Zweitnutzung der Beschichtung als Wirkstoffdepot vorgeschlagen und so bereits eine Kombination pharmakologischer und mechanischer Effekte angeregt.

Tykocinski et al. (2000) nutzten eine Beschichtung aus Polyvinylalkohol, um einen vorgekrümmten Elektrodenträger für die Insertion kurzzeitig gerade zu halten. Weiterführende Untersuchungen verschiedener Zusammensetzungen zeigten jedoch kein eindeutig vorteilhaftes Ergebnis (Tykocinski et al. 2005). Wrzeszcz et al. (2015) testeten eine Hydrogelbeschichtung (star-shaped polyethylene glycol prepolymer (sPEG)), welche im Tierversuch bereits eine Reduktion von Bindegewebswachstum zeigen konnte, zusätzlich im CM, um den Einfluss auf die Insertionskräfte zu bestimmen. Dabei zeigten sich verglichen mit Proben ohne Beschichtung abschnittsweise erhöhte Insertionskräfte.
Somit wurden bisher sowohl pharmakologisch als auch mechanisch motivierte Anwendungen von Beschichtungen auf dem ET untersucht, wobei der Großteil der Projekte ausschließlich Drug-Delivery-Systeme und somit den pharmakologischen Aspekt adressiert. Umso mehr wird daher die Frage nach einer möglichen Kombination dieser Effekte aufgeworfen – im Sinne eines langfristigen, zellbasierten Drug-Delivery-Systems innerhalb einer Beschichtung, welche zusätzlich die Insertionskräfte senkt. Aus diesen Gründen wird eine in in-vivo Versuchen diesbezüglich vielversprechende Alginat-Beschichtung (Scheper et al. 2019) nachfolgend auf ihren Einfluss auf die Insertionskräfte untersucht (Ergebnisse unter Kap. 4.4).

4.1.3 Anatomie der Cochlea und Repräsentation in Cochleamodellen

Die individuelle Spiralform der Cochlea als Einflussfaktor auf die Insertionscharakteristik und -kräfte wurde bisher hauptsächlich im Rahmen von Insertionsstudien in Humanpräparate betrachtet (De Seta et al. 2017). So konnten Verbist et al. (2009) an μCT-Scans von Humanpräparaten ($n = 8$) zeigen, dass es zwei Risikobereiche im Verlauf der ST gibt (180-270° und 405-450° Insertionstiefe), an welchen ein lateraler ET mit hoher Wahrscheinlichkeit an die laterale Wand der Cochlea anstoßen und dadurch punktuell Druck auf das Gewebe ausüben könnte. Avci et al. (2014) nutzten ebenfalls μCT-Scans ($n = 16$), um die Anatomie der humanen Cochlea und deren Einfluss auf die Charakteristik des Insertionskraftverlaufes detailliert zu untersuchen. Dabei konnten die bei Verbist et al. (2009) genannten Risikobereiche bestätigt werden. Zusätzlich wurden, basierend auf dem Anstieg der ST, drei Gruppen definiert: Rollercoaster, Sloping und Intermediate. Diese drei Gruppen lassen sich jedoch nicht in planaren physikalischen Modellen abbilden, da bei diesen die dritte Dimension fehlt, welche den Anstieg der ST von basal nach apikal beschreibt. Eine weitere Studie von Avci et al.

(2017) nutzte ebenfalls Humanpräparate (n = 10, davon 7 ausgewertete Präparate), um mittels 3D-Kraftmessung die Insertionskräfte zu beschreiben. Im Fokus stand hier jedoch, entstandenes Trauma (Riss von BM und Spiralligament), welches mittels abschließender μCT-Scans ermittelt wurde, mit den gemessenen Insertionskräften zu korrelieren.
Da Humanpräparate aber grundsätzlich weiteren Einflussfaktoren – wie zunehmender Dehydrierung, der Lagerung in Fixierungslösung oder der individuellen Krankengeschichte des Spenders[1] – unterliegen können, lassen Studienergebnisse, die mit Humanpräparaten entstanden sind, nur bei entsprechend großer Stichprobe Zusammenhänge zur individuellen Anatomie der Cochlea sicher erkennen. Aufgrund der Möglichkeit, auf alle (Modell-)Faktoren Einfluss zu nehmen, bieten Insertionsversuche in künstliche CM – in der Theorie – eine bessere Grundlage für übergreifende, aussagekräftige Analysen (Metastudien oder Reviews) als Insertionen in Humanpräparate. Diese verbesserte Vergleichbarkeit der Insertionsstudien in CM gilt allerdings nur, sofern die verwendeten CM untereinander vergleichbare Eigenschaften aufweisen – das jedoch ist in der Praxis nur in Ausnahmen der Fall (vgl. Tab. 4.2).
Bei der Analyse der Literatur zu künstlichen, physikalischen Cochleamodellen, die für Insertionsversuche genutzt werden, zeigt sich jedoch, dass sich allein die Vielzahl der bisher verwendeten Modelle in drei zentralen Eigenschaften unterscheiden (vgl. Tab. 4.2 auf S. 82):

- Datengrundlage (z.B. μCT/ DVT-Scan, Histologie) und Art der Segmentierung der Originalgeometrie (Querschnitt und Position) der ST
- Ableitung der digitalen Modellgeometrie zur Repräsentation der ST im Modell
- Material und Fertigungsverfahren zur Herstellung des physikalischen CM

Da die fluidische Füllung des Modells ein einfach zu variierender Faktor für Untersuchungen ist, wurde sie in dieser Übersicht (vgl. Tab. 4.2) bewusst nicht aufgeführt. Allerdings konnte bereits gezeigt werden, dass verschiedene Flüssigkeiten zur Füllung des Modells einen Einfluss auf die Insertionskräfte haben (Kontorinis et al. 2011b; Salcher et al. 2019b).

[1] Hierzu ist klarzustellen, dass die vorgeschriebene, anonymisierte Nutzung eines Humanpräparates die Weitergabe von Informationen über Krankengeschichte und personenbezogene Daten ausschließt. Somit könnten zwar Einflussfaktoren dieser Art grundsätzlich vorhanden sein und die Ergebnisse von Insertionsstudien beeinflussen, jedoch sind diese Eigenschaften bei der Verwendung des Präparates zu Forschungszwecken nicht bekannt und können aus diesem Grund nicht in eine Bewertung einfließen. Lediglich Informationen über die Anatomie (eventuelle Malformationen oder Ossifikation der Cochlea) sowie die dem Präparat zugehörige Körperseite (rechts oder links) lassen sich beispielsweise durch eine prä-experimentelle Bildgebung des Präparates erfassen.

Tabelle 4.2: Stand der Technik: Übersicht über (künstliche, spiralförmige, materielle) Cochleamodelle.

Erstbeschreibung	Spirale	Material	Quellenangabe (der Geometrie / Hersteller des Modells)	weitere Verwendung
Rebscher et al. (1996)	3D	Silikon	Ausgussmodelle der ST	Rebscher et al. (1999, 2008)
	3D	Epoxidharz	Ausgussmodelle der ST	-
Adunka et al. (2004)	-	PMMA	Röntgenaufnahme 1 Humanpräparat, Hüttenbrink et al. 2002	Radeloff et al. (2009), Helbig et al. (2011), Schendzielorz et al. (2014)
Roland (2005)	2D	PTFE	Cochlear Ltd. (Sydney, Australien)	-
Paasche et al. (2006)	2D	PMMA	Cochlear Ltd. (Sydney, Australien)	Zhang et al. (2009a), Kobler et al. (2014), Leon et al. (2014), Pile et al. (2013, 2017)*
Zhang et al. (2006)	2D	-	Cohen et al. (1996)	Zhang et al. (2009b, 2010)
	3D	-	Cohen et al. (1996), Ketten et al. (1998), Yoo et al. (2000)	Zhang et al. (2009b, 2010)
Todd et al. (2007)	2D	PTFE	11 Ausgussmodelle der ST von Cohen et al. (1996); Cochlear Ltd. (Sydney, Australien)	Kontorinis et al. (2011a,b, 2012), Balster et al. (2014), Wrzeszcz et al. (2015)
Verbist et al. (2008)	2D*	PMMA	-	-
Rau et al. (2010)	3D	PMMA	Med-El (Innsbruck, Österreich)	Hussong et al. (2010), Majdani et al. (2010), Schurzig et al. (2010b), Leon et al. (2014), Kobler et al. (2015)
Clark et al. (2011)	3D	-	Cohen et al. (1996), Wysocki (1999), Yoo et al. (2000)	Clark et al. (2012), Leon et al. (2014)
Miroir et al. (2012)	3D	Epoxidharz	Escudé et al. (2006)	-
Leon et al. (2014)	3D*	-	Advanced Bionics (Valencia, USA)	-
	3D	Watershed	Clark et al. (2011) + rundes Fenster	Leon et al. (2018)
		XC11122[1]	Clark et al. (2011) + Cochleostomie	Leon et al. (2018)
Mittmann et al. (2014)	3D*	Kunststoff*	-	Todt et al. (2014, 2016), Mittmann et al. (2017)*
Nguyen et al. (2015)	2D	PMMA	-	-

Legende: PTFE - Polytetrafluorethylen; PMMA - Polymethylmethacrylat, auch Acrylglas; [1] - transparenter Kunststoff; alle markierten (*) Einträge sind Annahmen der Autorin, basierend auf Abbildungen innerhalb der jeweiligen Veröffentlichungen oder auf späteren Publikationen, die das entsprechende Detail im Rahmen der Referenz nennen

Insgesamt wurden nachfolgende Fluide bereits für experimentelle Untersuchungen verwendet:

- (destilliertes) Wasser (Kontorinis et al. 2011a; Todt et al. 2014, 2016)
- (10 %) Seifenlösung (Todd et al. 2007; Kontorinis et al. 2011b; Kobler et al. 2015)
- (0,9 %) NaCl-Lösung (Salcher et al. 2019b)
- artifizielle Perilymph-Lösung (mit humanem Serumalbumin)[1] (Salcher et al. 2019a)
- Alginat-NaCl-Lösung (Kontorinis et al. 2012)
- Hyaluronsäure (Healon®) (Kontorinis et al. 2011b; Salcher et al. 2019b)
- Silikonöl (Adunka et al. 2004)
- (50 - 100 %) Glycerin (Roland 2005; Helbig et al. 2011; Zhang et al. 2013; Pile et al. 2017)

Die große Vielfalt der aufgezeigten Geometrien und Materialien der verwendeten CM und deren fluidischer Füllung lässt keine übergreifende Auswertung (Metaanalyse) der damit entstandenen Studien zu. Grundsätzlich eignen sich für die Durchführung standardisierter Insertionversuche automatisierte Versuchsaufbauten. Um den Einfluss der Anatomie zu untersuchen, wird für solche Versuche wiederum ein Set an CM unterschiedlicher Geometrie benötigt, das sich jedoch weder in der Art der Segmentierung noch im Material oder dem Fertigungsverfahren unterscheiden sollte. Ansätze dazu gibt es von Clark et al. (2011), welche aus zuvor publizierten Geometriedaten ein digitales 3D-Cochleamodell abgeleitet haben, dessen ST-Querschnitt in Form eines Langlochs genähert ist.

Dieses Modell lässt sich skalieren und mittels 3D-Druck kann daraus ein physikalisches CM erstellt werden. Dabei entstehen jedoch keine gänzlich unterschiedlichen Modelle und ihre Parameter, wie A- und B-Wert (vgl. Abb. 3.5), sind nicht mehr notwendigerweise an reale anatomische Gegebenheiten angelehnt.

Aus dieser Datenlage lässt sich die Notwendigkeit für ein Set anatomisch variabler, künstlicher CM ableiten, welche sich aufgrund identischer Segmentierung, Herstellung und Materialauswahl für reproduzierbare und damit vergleichbare Insertionsstudien eignen. Um die Variation der Insertionskräfte einzelnen Modellparametern zuordnen zu können, wurden bewusst zunächst planare Modelle betrachtet. Aufbauend auf der bereits beschriebenen Ermittlung anatomischer Parameter der humanen Cochlea

[1] detailliertes Protokoll im Anhang A.2, S. 170

(vgl. Kap. 3.3) wurden physikalische CM erstellt (vgl. Kap. 3.4) und für Insertionsversuche zur Beschreibung des Einflusses der individuellen Cochleageometrie auf die Insertionskräfte herangezogen (Ergebnisse vgl. Kap. 4.5).

4.2 Material und Methoden

4.2.1 Fertigung von Labormustern

Über die Verwendung und, in Einzelfällen auch herstellerunabhängige, Fertigung von vereinfachten ETs ist bereits mehrfach berichtet worden (Todd et al. 2007; Radeloff et al. 2009; Hussong et al. 2010; Kobler et al. 2015; Avci et al. 2017). Sie ist zumeist mit dem Ziel deutlicher Kosteneinsparung gegenüber der Nutzung klinisch verfügbarer ETs motiviert. Je nach Grad der Vereinfachung, beginnend bei der unvollständigen elektrischen Kontaktierung bis zur konstruktiven Vereinfachung, werden diese in der Literatur als Übungs-/Test-Elektroden, Elektroden(-träger-)dummies oder Labormuster bezeichnet. Angelehnt an die genannten Vorarbeiten wurde ein eigenes Fertigungsverfahren etabliert. Die dabei entstehenden Proben werden nachfolgend als Labormuster bezeichnet.

Zur Fertigung der Labormuster wurde eine zweiteilige Gussform konstruiert, welche liegend mit Silikon befüllt werden kann. Die Gussform wurde mittels 3D-Druck (Objet350 Connex3, Stratasys Ltd., Eden Prairie, Minnesota, USA) angefertigt[1]. Die gefertigten Labormuster haben einen konischen Körper mit einer Länge von 17,2 mm, welcher sich von 0,8 mm Durchmesser am basalen Ende auf 0,5 mm apikal und schließlich zu einer Spitze von 0,2 mm verjüngt (vgl. Abb. 4.2).

Um das Kabelbündel kommerzieller ETs für den zur Insertion vorteilhaften Steifigkeitsgradienten (Hüttenbrink et al. 2002) zu imitieren, wurden weiterhin vier Kupferdrähte (⌀ 0,07 mm) abnehmender Länge verdrillt und in die Gussform eingelegt, bevor diese verschraubt und mit Silikon befüllt wurde. Die Labormuster wurden zur Vernetzung des Silikons jeweils entsprechend der Herstellerangaben bei 60 - 65 °C für 2,5 - 4 h im Wärmeofen ausgehärtet. Die in der vorliegenden Arbeit dargestellten Versuche zum Einfluss der Insertionsgeschwindigkeiten bauten auf zwei von der Autorin betreuten studentischen Arbeiten[2,3] zu diesem Thema auf.

[1] 3D-Druck: Samuel Müller, Institut für Mechatronische Systeme, LUH
[2] Francily Limba, MHH & Jade Hochschule Wilhelmshaven, Bachelorarbeit 2016
[3] Katharina Rülander, MHH & Fachhochschule Münster, Forschungsprojekt 2017

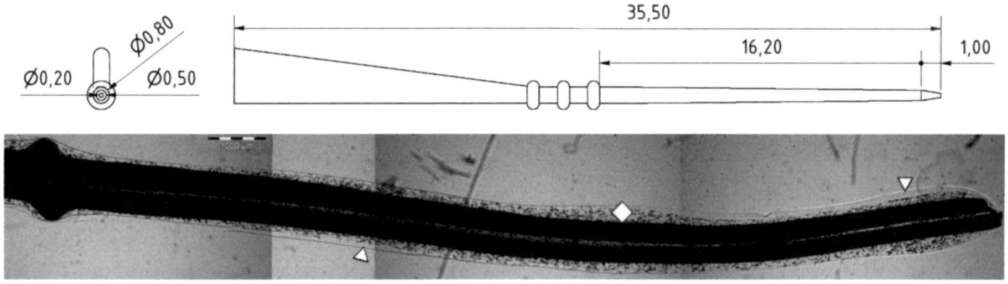

Abbildung 4.2: oben: Maße (in mm) der gefertigten Labormuster, zur Übersichtlichkeit sind diese auf die Funktionsmaße beschränkt. Die drei Markerringe dienen der Einspannung, während der abstehende Flügel die reproduzierbare Ausrichtung ermöglicht. **unten:** Mit Alginat beschichtetes Labormuster aus blau eingefärbtem Silikon. Dabei wurden vier Schichten Alginat mit Zellen (◇) und abschließend zwei zellfreie Schichten (△) aufgebracht. (Maßstabsbalken 1000 μm) [eigene Darstellung]

Deswegen wurde hier, abweichend von den weiteren Untersuchungen, Elastosil Vario 40 (Wacker Chemie AG, München, Deutschland) als Silikon verwendet. Für die weiteren Versuche zum Einfluss von Beschichtungen und in der Größe variierenden CM wurden Labormuster aus Sylgard 184 (Dow, Midland, USA) gefertigt, da dieses Silikon ähnliche Eigenschaften wie das von CI-Herstellern verwendete haben soll (Balster et al. 2014). Zur Untersuchung des Einflusses einer Beschichtung auf dem ET wurden die Insertionskräfte von 20 beschichteten Labormustern mit weiteren 20 unbeschichteten Labormustern verglichen. Die verwendete Beschichtung wurde im Rahmen eines Forschungsprojektes zur zellvermittelten, intracochleären Produktion und Freisetzung von Wirkstoffen zur Neuroprotektion entwickelt[1]. Die manuell ausgeführte Tauchbeschichtung bestand aus insgesamt sechs Schichten. Dabei enthielten die ersten vier Schichten des ultra-hoch-viskosen Alginats (UHV)[2] zusätzlich genetisch modifizierte, BDNF-produzierende mesenchymale Stammzellen (MSCs) aus humanem Knochenmark. Die zwei darüber aufgetragenen Schichten enthielten keine Zellen (vgl. Abb. 4.2). Jede Schicht wurde durch Eintauchen in eine Verlinkungslösung auf dem Labormuster verfestigt (gelatiniert) (Hügl et al. 2019b).

[1] 2015 - 2018 DFG-gefördertes Projekt von Prof. A. Hoffmann (MHH), Dr. V. Scheper (MHH; SCHE1663/2-1) und Prof. H. Zimmermann (Fraunhofer-Institut für Biomedizinische Technik). Die MSCs wurden von einem Team um Prof. Hoffmann bereitgestellt, das Alginat von einem Team um Prof. Zimmermann, während das Team um Dr. Scheper diese Komponenten zusammenführte und die von der Autorin bereitgestellten Labormuster beschichtete.

[2] gewonnen aus Braunalgen (*Lessonia nigrescens, Lessonia trabeculata*), vgl. Scheper et al. (2019)

4.2.2 Versuchsaufbau

Für die Insertionsversuche wurde ein Versuchsstand[1] aufgebaut. Auf einer Grundplatte wurde eine Linearachse (LTM-80M-270, Owis GmbH, Staufen, Deutschland) für die Insertion der ET montiert. Zum sicheren Greifen der ET ist an der Linearachse eine chirurgische Fasszange (KARL STORZ GmbH & Co. KG, Tuttlingen, Deutschland) angebracht.

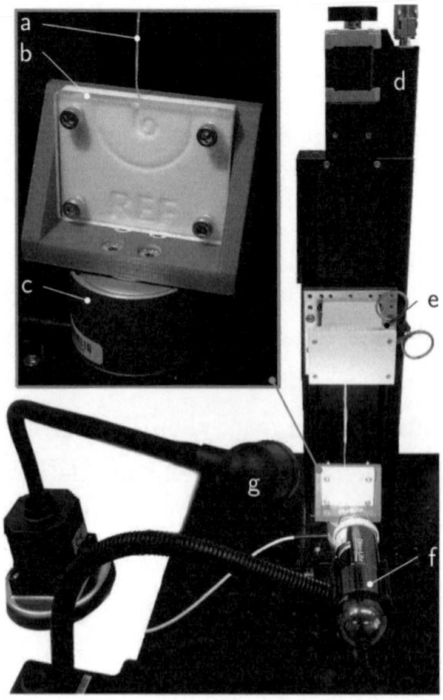

Abbildung 4.3: Insertionsversuchsstand mit eingespanntem Elektrodenträger ((a), Übungselektrode, Cochlear Ltd., Sydney, Australien) und einem Cochleamodell ((b), Referenzgeometrie) inkl. Plexiglasscheibe, welches auf dem 3D-Kraftsensor (c) montiert ist. An der Linearachse (d) ist die Fasszange (e) befestigt, welche den Elektrodenträger hält und inseriert. Die Mikroskopkamera (f) dient der Dokumentation der Insertionen und kann von einer Laborlampe (g) zur idealen Ausleuchtung des Cochleamodells ergänzt werden. Die Steuerungsboxen von Sensor und Aktuator zur Verbindung mit dem Rechner sind nicht abgebildet.
Das Modell (b) ist in der vorliegenden Abbildung nicht mit Flüssigkeit gefüllt. Die Dichtung zwischen Modell und Sichtscheibe in der halbkreisförmigen Nut des Modells, ist hier zur besseren Erkennbarkeit der Modellgeometrie nicht abgebildet. [eigene Darstellung]

Unterhalb der so definierten Insertionsachse ist ein x-y-Verschiebetisch (VT45-25-XY, Owis GmbH, Staufen, Deutschland) auf der Grundplatte befestigt. Dieser Verschiebetisch trägt den Kraftsensor (K3D35, ME-Meßsysteme GmbH, Hennigsdorf, Deutschland; Nennkraft 0,5 N; Genauigkeitsklasse 2 %), auf welchem wiederum das Cochleamodell (oder potentiell ein Felsenbeinpräparat) angebracht wird. Aktuatorik und Sensorik werden durch ein eigens dafür programmiertes Softwaretool gesteuert und ausgelesen. Der Versuchsstand wird zur Dokumentation der Insertion durch eine Mikroskopkamera (AM7013MZT Dino-Lite, AnMo Electronics Corporation, Hsinchu, Taiwan) ergänzt (vgl. Abb. 4.3).

[1] detaillierte Teileliste im Anhang A.1, S. 169

4.2.3 Versuchsdurchführung

Da Linearaktor und Kraftsensor auf einer gemeinsamen Grundplatte montiert sind, um die Ausrichtung der Insertionsachse zu erleichtern, wurde in Vorversuchen untersucht, ob sich Schwingungen durch das Verfahren des Linearaktors als Störgröße auf dem Signal des Kraftsensors zeigen (Hügl et al. 2018b). Dazu wurde der Linearaktor mit Geschwindigkeiten von 0,025 bis 3,0 mm/s ohne eingespanntes Labormuster verfahren. Das erwartete Nullsignal des Kraftsensor zeigte dabei deutliche Abhängigkeiten von der gewählten Geschwindigkeit. Geschwindigkeiten mit einem gemessenen Störsignal größer als ± 10 mN wurden von der Auswahl als möglicher Untersuchungsparameter für die weiteren Studien ausgeschlossen. Aus diesem Grund wurde die aus der Literatur als Standard identifizierte Geschwindigkeit von 0,5 mm/s (vgl. Abb. 4.1) im Folgenden durch 0,4 mm/s ersetzt.
Weitere Vorversuche konnten zeigen, dass bis zu 15 wiederholte Insertionen eines Labormusters ohne Einfluss auf die Insertionskräfte möglich sind (Hügl et al. 2018b). Für die Versuchsreihen (vgl. Tab. 4.3) wird das Cochleamodell mit Seifenlösung gefüllt (10 % Seife, 90 % Wasser; nach Todd et al. (2007), Kontorinis et al. (2011b) und Kobler et al. (2015)). Elektrodenträger oder selbst gefertigte Labormuster werden vor der Insertion so eingespannt, dass ihre Spitze knapp in die Öffnung des Cochleamodells hineinragt. Die Kraftsensorik wird vor jeder Testreihe durch Prüfgewichte (5 g, 20 g Knopfgewichte Prüfklasse M1, Häfner Gewichte GmbH, Oberrot, Deutschland) verifiziert. Nach der Insertion wird das Cochleamodell sofern notwendig wieder aufgefüllt.

Versuchsdurchführung – Insertionsgeschwindigkeit Insgesamt wurden 288 Insertionen mit 24 Labormustern und 12 Insertionsgeschwindigkeiten durchgeführt. Das Versuchsprotokoll nach Tab. 4.4 umfasst zunächst 12 Labormuster und wurde zweimal absolviert. Die Labormuster wurden in das Cochleamodell mit Referenzgeometrie inseriert (vgl. Abb. 3.8). Zur Kontrolle der Labormusterstudie wurden zusätzlich 27 Insertionen mit drei kommerziellen Slim Straight ET (Cochlear Ltd, Sydney, Australien) und drei Insertionsgeschwindigkeiten (0,03 / 0,4 und 2,0 mm/s), sowie weitere 55 Insertionen mit 5 kommerziellen Flex^{28} (MED-EL, Innsbruck, Österreich) und fünf Insertionsgeschwindigkeiten (0,03/ 0,11/ 0,4/ 0,9 und 1,6 mm/s) durchgeführt. Um die Flex^{28} ET möglichst weit inserieren zu können, wurde abweichend vom standardmäßigen Vorgehen das Cochleamodell CM 3 (vgl. Tab 3.3 und Abb. 3.8) verwendet und mit Natriumchloridlösung (0,9 %) gefüllt.

Tabelle 4.3: Variation der experimentell untersuchten Parameterkombinationen für Insertionsversuche mit Labormustern: Referenz (●—●—→), Variation der Insertionsgeschwindigkeit (●- -●- - -→), Alginatbeschichtung (●····●······→), Variation der Cochleamodelle (●·-·●-·-·→).

Einflussquelle und ausgewählter, untersuchter Einflussfaktor			
Quelle	Name	Referenzwert	untersuchte Variation
Operateur	Insertionsgeschwindigkeit	0,4 mm/s	0,03/ 0,045/ 0,06/ 0,08/ 0,11/ 0,15/ 0,2/ 0,4/ 0,9/ 1,6/ 2,0/ 2,8 mm/s
ET	Beschichtung	*ohne*	Alginatbeschichtung
Patient	Anatomie der Cochlea	Referenzmodell	anatomisch variierende Modelle
Ergebnisse jeweils unter:		Referenz / Kap. 4.3 / Kap. 4.4 / Kap. 4.5	

Tabelle 4.4: Versuchsprotokoll für die Insertion mit unterschiedlichen Geschwindigkeiten.

		Reihenfolge und Geschwindigkeit (mm/s) der Insertion											
		0,03	0,045	0,06	0,08	0,11	0,15	0,2	0,4	0,9	1,6	2,0	2,8
verwendete Labormuster	1; 13	1	2	3	4	5	6	7	8	9	10	11	12
	2; 14	12	1	2	3	4	5	6	7	8	9	10	11
	3; 15	11	12	1	2	3	4	5	6	7	8	9	10
	4; 16		...		1	2	3	4	5	6	7	8	9
	5; 17		....			1	2	3	4	5	6	7	8
	6; 18			.....			1	2	3	4	5	6	7
	7; 19			......				1	2	3	4	5	6
	8; 20				....				1	2	3	4	5
	9; 21				....					1	2	3	4
	10; 22					....					1	2	3
	11; 23					....						1	2
	12; 24					....							1

Versuchsdurchführung – Beschichtung Es wurden 20 Labormuster unbeschichtet (als Referenz) sowie weitere 20 beschichtete Labormuster verwendet. Das Silikon der Labormuster wurde blau gefärbt um es dadurch einfacher von der transparenten Alginat-Beschichtung unterscheiden und damit deren Auftrag prüfen zu können. Die Insertionsversuche fanden an 4 Tagen statt, dabei wurden jeweils 5 Labormuster pro Gruppe jeweils dreimal inseriert, sodass insgesamt 120 Insertionen durchgeführt wurden. Das Cochleamodell wurde mit Natriumchloridlösung (0,9 %) gefüllt. Der Zustand der Beschichtung auf den Labormustern wurde vor dem Experiment sowie nach der jeweils ersten und dritten Insertion mikroskopisch dokumentiert und anhand der sichtbaren Abrasion bewertet. Nach jeder Insertion eines beschichteten Labormusters wurde das Cochleamodell gespült und neu befüllt, um eventuell vom Labormuster abgelöste Teile der Beschichtung für nachfolgende Insertionen aus dem Modell zu entfernen.

Versuchsdurchführung – Cochleageometrie Für diese Experimentalreihe wurden zusätzlich zum bisher verwendeten Standardmodell (zur Vergleichbarkeit mit bisherigen Untersuchungen eingeschlossen) noch 8 weitere Cochleamodelle unterschiedlicher Anatomie hinzugezogen. Jedes Labormuster (Fertigung entsprechend Kap. 4.2.1) wurde nacheinander in alle 9 Modelle inseriert. Dabei wurde die Abfolge der verwendeten Modelle rotiert, sodass jeweils 9 Labormuster ein Versuchsset ergaben. Auf die beschriebene Weise wurden insgesamt 162 Insertionen mit 18 Labormustern in zwei Sets durchgeführt.

4.3 Einfluss der Insertionsgeschwindigkeit auf Insertionskräfte

Um den Einfluss der Insertionsgeschwindigkeit auf die gemessenen Insertionskräfte zu untersuchen, wurden die jeweils 24 Insertionen für jede der 12 verwendeten Geschwindigkeiten gemittelt und die aufgenommenen Insertionsvideos ausgewertet (Hügl et al. 2018b). Es zeigt sich, dass die Labormuster zu Beginn kontaktlos inseriert wurden und ihre Spitze erstmals bei einer Insertionstiefe von 8 - 9 mm mit der Außenwand des Cochleamodells in Kontakt kam. Weiterer Vorschub führte zu einem Kontakt des Labormusters mit der Innenwand des Modells (9 - 10 mm Insertionstiefe). Erst danach erfolgte die Krümmung des inital geraden Labormusters, welches erst bei einer Insertionstiefe von 11 - 13 mm auf der gesamten, bereits inserierten Länge an der

Außenwand des Cochleamodells anlag. Ab diesem Zeitpunkt lassen sich die gemittelten Insertionskraftverläufe abhängig von der Geschwindigkeit differenzieren.
Dabei zeigen die höheren Insertionsgeschwindigkeiten einen steileren Gradienten beim weiteren Kraftanstieg sowie eine höhere Insertionskraft am Ende der Insertion, welche gleichzeitig die maximale Insertionskraft der gesamten Insertion darstellt (vgl. Abb. 4.4).
Beim Vergleich der Geschwindigkeiten 0,9 mm/s (als Repräsentation der von Kesler et al. (2017) im Labor gemessenen, manuell machbaren Geschwindigkeit für explizit langsame und dabei gleichmäßige Insertionen von $0{,}87 \pm 0{,}3$ mm/s) und 0,4 mm/s konnte eine signifikante Verringerung der maximalen Insertionskräfte am Ende der Insertion festgestellt werden (Wilcoxon, $p < 0{,}05$). Die weitere Reduktion der Geschwindigkeit von 0,4 mm/s auf die langsamste der untersuchten Geschwindigkeiten von 0,03 mm/s ergab eine signifikante Verringerung der maximalen Insertionskräfte um 74 % gegenüber den Werten bei 0,4 mm/s (Wilcoxon, $p < 0{,}05$).
Dieser grundsätzliche Zusammenhang zwischen Insertionsgeschwindigkeit und -kraft wurde zusätzlich mit kommerziellen Elektrodenträgern (Slim Straight, Cochlear Ltd, Sydney, Australien; Flex^{28}, MED-EL, Innsbruck, Österreich) untersucht. Es standen drei Slim Straight ET zur Verfügung, welche mit drei Geschwindigkeiten (0,03 / 0,4 und 2,0 mm/s) inseriert wurden. Die Reduktion der Insertionskräfte bei Insertion mit geringeren Insertionsgeschwindigkeiten konnte auch mit diesen Proben bestätigt werden. Aufgrund der dünneren Durchmesser dieser ET gegenüber den zuvor verwendeten Labormustern sind die absoluten Insertionskräfte in diesem Fall geringer; die maximalen Insertionskräfte am Ende der Insertion (15,5 mm Insertionstiefe) betragen $18{,}7 \pm 2{,}2$ mN (Geschwindigkeit 0,4 mm/s). Die Reduktion der Insertionsgeschwindigkeit von 0,4 mm/s auf 0,03 mm/s ergab bei diesen Proben eine signifikante Verringerung der maximalen Insertionskräfte um 68 % (Wilcoxon, $p < 0{,}05$). Weitere Details dieser Untersuchungen sind unter Hügl et al. (2018b) veröffentlicht.
Zusätzlich standen fünf Flex^{28} ET zur Verfügung, welche entsprechend mit fünf der bereits untersuchten Geschwindigkeiten (0,03/ 0,11/ 0,4/ 0,9 und 1,6 mm/s) bis zu einer Insertionstiefe von 24,5 mm in das Cochleamodell inseriert wurden. Es konnte gezeigt werden, dass die zunehmende Insertionstiefe den größten Anteil am Anstieg der Insertionskräfte während der Insertion hat. Durch die Senkung der Insertionsgeschwindigkeit von 0,4 mm/s auf 0,03 mm/s wurden die Insertionskräfte um 50 % reduziert. Diese Reduktion wiederum war über die Dauer der Insertion und damit die Insertionstiefe stabil. Weitere Details dieser Untersuchungen sind unter (Zuniga et al. 2021[SH]) veröffentlicht.

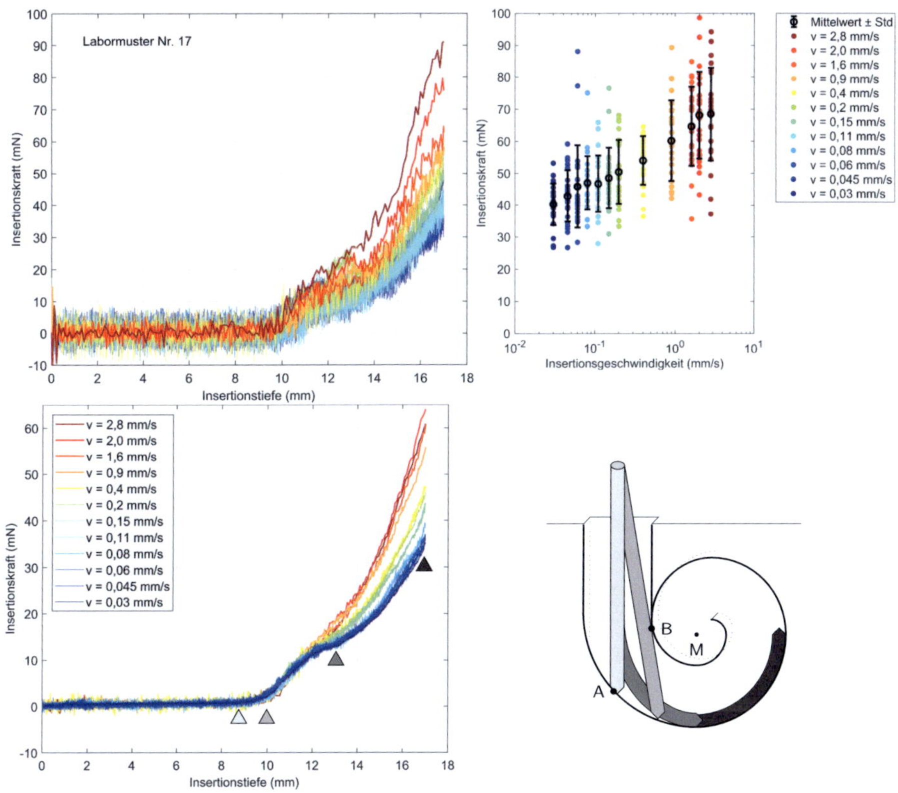

Abbildung 4.4: Insertionskräfte in Abhängigkeit von der Insertionsgeschwindigkeit. Exemplarisch sind die Insertionskräfte aller Insertionen des Labormusters Nr. 17 über der Insertionstiefe dargestellt (**oben links**). Die globalen Maximalkräfte aller 288 Insertionen sind in Abhängigkeit von der Geschwindigkeit aufgetragen (**oben rechts**). Dabei zeigt sich ein Zusammenhang zwischen hohen Geschwindigkeiten und hohen Kräften, mit einem Plateau ab einer Insertionsgeschwindigkeit von 2,0 mm/s. Die für jede Geschwindigkeit gemittelten Insertionskräfte lassen sich erst ab einer Insertionstiefe von 11 - 13 mm differenzieren (**unten links**). Ab dem ersten Kontakt des Probekörpers mit der Außenwand des Modells (△, **unten rechts**: A) beginnt der erste Anstieg des charakteristischen Verlaufs der Insertionskraft. Der zweite Kontaktpunkt (▲, B) erfolgt mit der Innenwandung des Modells, woraufhin sich das Labormuster zu krümmen beginnt (▲) und der Außenwandung des Modells bis zur finalen Endlage folgt (▲). [eigene Darstellung]

4.4 Einfluss der Alginat-Beschichtung auf Insertionskräfte

Die nach der ersten und der dritten (und damit letzten) Insertion unter dem Mikroskop dokumentierten Labormuster wurden von drei Wissenschaftlerinnen[1] unabhängig voneinander anhand der Bilder bewertet. Dazu wurden zuvor 6 Bewertungsstufen eingeführt:

- Grad 0 : völlig intakte Beschichtung, kein Abrieb erkennbar
- Grad 1 : leichte Beschädigungen auf maximal der Hälfte des Labormusters
- Grad 2 : leichte Beschädigungen auf dem ganzen Labormuster
- Grad 3 : deutliche Beschädigung auf maximal der Hälfte des Labormusters
- Grad 4 : deutliche Beschädigung auf dem ganzen Labormuster
- Grad 5 : massive Beschädigung bis zur völligen Ablösung der gesamten Beschichtung

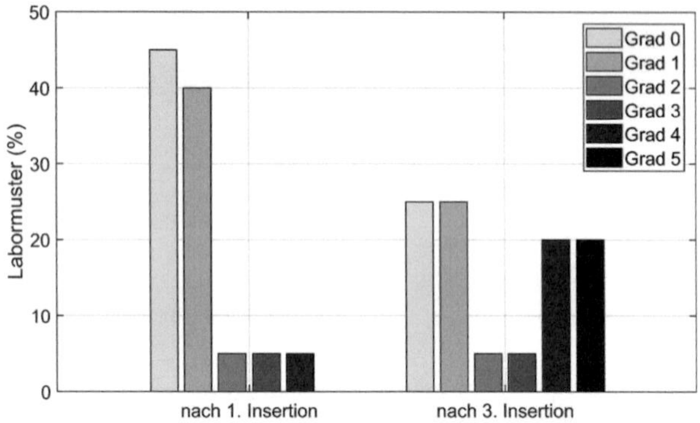

Abbildung 4.5: Abrieb der Beschichtung nach der ersten und der dritten Insertion ins Cochleamodell. Nach der ersten Insertion zeigen 85 % der Labormuster keinen oder nur einen geringen Abrieb. Nach der dritten Insertion haben noch 50 % der Labormuster eine intakte oder nur in geringem Maße beschädigte Beschichtung. [eigene Darstellung]

Es zeigt sich, dass kein Labormuster bereits nach der ersten Insertion eine vollständige Ablösung der Beschichtung erfahren hat (vgl. Abb. 4.5). Zu diesem Zeitpunkt zeigten 85 % der Proben maximal eine geringfügige Beschädigung der Beschichtung (Grade 0 - 1). Nach der dritten Insertion sank dieser Anteil auf 50 %, während gleichzeitig der Anteil starker Beschädigungen (Grade 4 - 5) auf zusammen 40 % anstieg (Hügl et al. 2019b).

[1] Bewertung erfolgte von: Dr. J. Schwieger; Dr. J. Harre (geb. Schulze) und der Autorin (alle MHH, Klinik für Hals-Nasen-Ohren-Heilkunde)

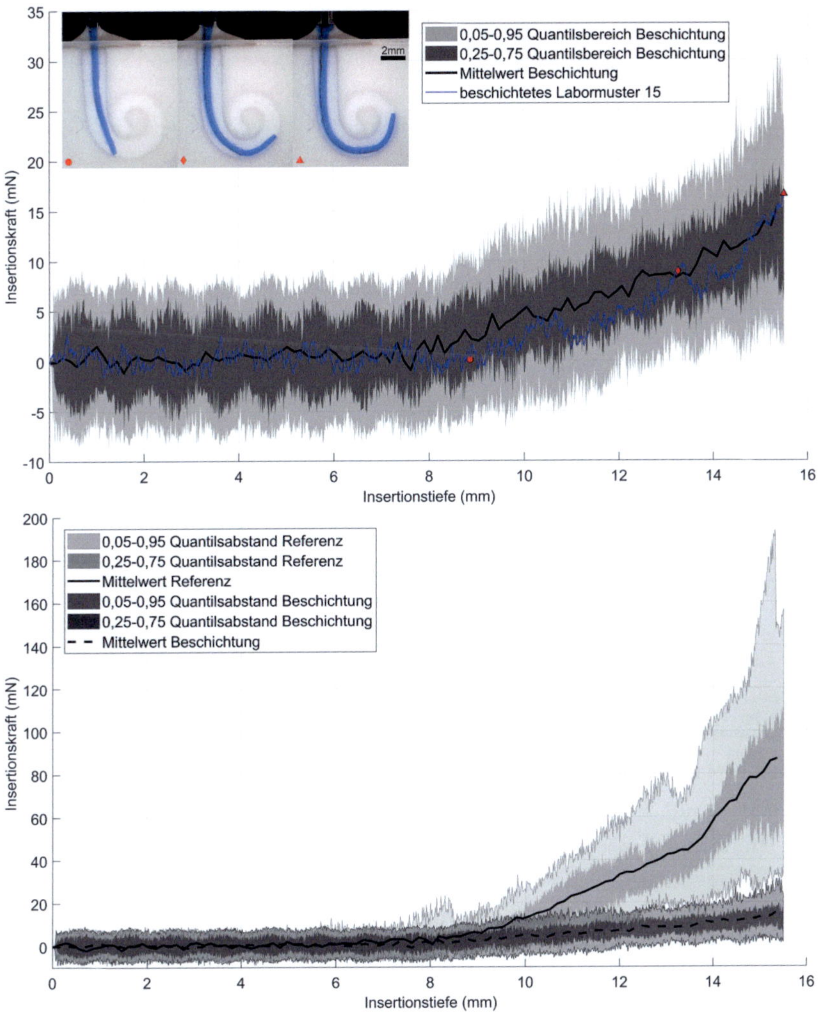

Abbildung 4.6: oben: Insertionskraftverlauf der beschichteten Labormuster (n=20). Zur Darstellung der Streuung wurden die Quantilsabstände (p = 0,05 - p = 0,95, hellgrau / p = 0,25 - p = 0,75, Quartilsabstand, dunkelgrau) zusätzlich zum Mittelwert über alle Insertionen dargestellt. Die Auswertung einer einzelnen Insertion zeigt, dass zuerst die Spitze des Labormuster in Kontakt mit dem Cochleamodell kommt, zumeist an dessen Außenwandung und anschließend an der Innenwandung (●). Bei weiterem Vorschub beginnt sich das Labormuster der Form des Cochleamodells passiv anzugleichen (◆). Am Ende der Insertion scheint das blau eingefärbte Labormuster nicht direkt entlang des Cochleamodells zu liegen (▲), dieser fehlerhafte Eindruck entsteht durch die transparente Alginatbeschichtung. **unten:** Vergleich des Insertionskraftverlaufs der beschichteten Labormuster und der Referenzproben. Ab einer Insertionstiefe von 12,5 mm liegt das 0,95-Quantils der beschichteten Proben unterhalb des 0,05-Quantils der Referenz. [eigene Darstellung]

Aufgrund der beobachteten Verschleißerscheinungen der Beschichtung wurden die maximalen Insertionskräfte der beschichteten Proben nicht nur insgesamt ($23{,}0 \pm 7{,}3$ mN; vgl. Abb. 4.6) sondern zusätzlich für die erste und dritte Insertion ausgewertet (kein signifikanter Unterschied, Mann-Whitney-U-Test, $\alpha = 0{,}05$):

- maximale Insertionskräfte der 1. Insertion: $23{,}3 \pm 8{,}2$ mN
- maximale Insertionskräfte der 3. Insertion: $22{,}9 \pm 7{,}5$ mN

Die gemittelten Insertionskräfte am Ende der Insertion (15,5 mm) fielen gegenüber den maximalen Insertionskräften leicht auf $15{,}5 \pm 8{,}5$ mN ab. Die maximalen Insertionskräfte hingegen wurden bei $15{,}39 \pm 0{,}02$ mm gemessen (vgl. Abb. 4.6). Der initiale Anstieg der Insertionskräfte zeigt sich ab einer Insertionstiefe von ~ 10 mm, was mit den anderen Studien der vorliegenden Arbeit (vgl. Kap. 4.3 und Kap. 4.5) übereinstimmt.
Die maximalen Insertionskräfte treten bei den Referenzproben ohne Beschichtung am Ende der Insertion auf ($92{,}9 \pm 46{,}6$ mN). Im Vergleich wird durch die Alginatbeschichtung somit eine statistisch signifikante Reduktion der Insertionskräfte auf 25 % des Referenzwertes erreicht (vgl. Abb. 4.6; Mann-Whitney-U-Test, $\alpha = 0{,}001$) (Hügl et al. 2019b). Es konnte kein relevanter Unterschied der maximalen Insertionskräfte zwischen der ersten und der dritten Insertion der beschichteten Labormuster festgestellt werden. Daher wird davon ausgegangen, dass minimale auf dem Labormuster verbliebene Reste der Beschichtung bereits die Reduktion der Insertionskräfte bewirken können. Diese Beobachtung spricht für eine robuste Methode zur Senkung der Insertionskräfte, was im Hinblick auf eine klinische Anwendung sehr vorteilhaft erscheint, da sich die Notwendigkeit mehrfach zur Insertion anzusetzen oder den ET mehrfach mit der Pinzette zu fassen, ergeben kann (Hügl et al. 2019b).

4.5 Einfluss der Cochleageometrie auf Insertionskräfte

Für jedes Cochleamodell konnten 13 Insertionen ausgewertet werden (Hügl et al. 2018a). Für die Analyse mussten fünf Labormuster ausgeschlossen werden, davon vier aufgrund von Knicken (buckling) während der Insertion und eines aufgrund eines aus dem Silikon heraus reißenden Kupferdrahtes. Die maximale Insertionskraft jeder Einzelmessung tritt erwartungsgemäß am Ende der Insertion auf (vgl. Abb. 4.7).

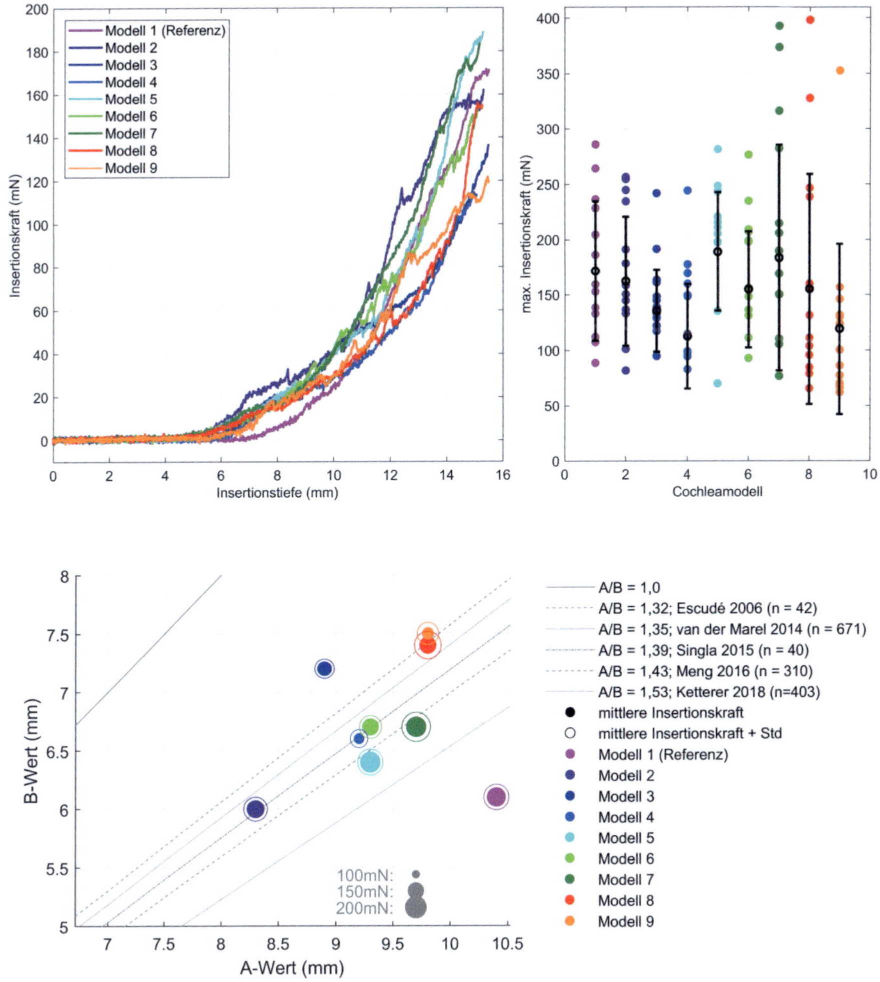

Abbildung 4.7: Insertionskräfte in Abhängigkeit von der Cochleageometrie (Definition des A-/B-Wertes entsprechend Abb. 3.5, S. 64). Die gemittelten Insertionskraftkurven je Modell zeigen bereits unterschiedliche Profile (**oben links**). Die globalen Maximalkräfte aller Insertionen sind in Abhängigkeit von dem verwendeten Cochleamodell aufgetragen (**oben rechts**). Das Verhältnis von A-Wert (Länge der basalen Windung) zu B-Wert (Breite der basalen Windung) ist im Vergleich zur maximalen Insertionskraft je Modell am Ende der Insertion aufgetragen (**unten**). Zum Vergleich sind die A/B-Verhältnisse bereits publizierter Studien (Escudé et al. 2006; Marel et al. 2014; Singla et al. 2015; Meng et al. 2016; Ketterer et al. 2018) dargestellt. [eigene Darstellung]

Die Insertionstiefe, ab der die gemessene Insertionskraft endgültig über 10 mN ansteigt, wurde für jedes Cochleamodell anhand der gemittelten Insertionskraftkurven ausgewertet (Hügl et al. 2018a). Relativ zum A-Wert (Definition des A-/B-Wertes entsprechend Abb. 3.5, S. 64) der segmentierten Cochleae die den Modellen zugrundelagen, wurde der initiale Kraftanstieg bei rund 75% beobachtet. Dabei zeigte sich eine signifikante Korrelation zum A-Wert (Länge der Cochlea in der basalen Windung) des Modells (Pearson $r = 0{,}69$, $p < 0{,}05$). Demnach erfolgt der erstmalige Anstieg der Insertionskraft bei Modellen mit kleinerem A-Wert früher als bei solchen mit größerem A-Wert. Der B-Wert (Breite der Cochlea in der basalen Windung) zeigte hingegen eine negative Korrelation zur maximalen Insertionskraft am Ende der Insertion (Pearson $r = -0{,}51$, nicht signifikant).

4.6 Zwischenfazit

Basierend auf den eigenen, in diesem Kapitel beschriebenen Untersuchungen konnten drei Einflussfaktoren auf das Insertionsverhalten gezielt untersucht werden: Die Insertionsgeschwindigkeit, eine Alginat-Beschichtung des ETs und geometrisch variierte Cochleamodelle. Dabei wurden folgende Zusammenhänge aufgezeigt:

1. Die Insertionskräfte sinken mit der Reduktion der Insertionsgeschwindigkeit. Während Operateure im klinischen Umfeld mit einer mittleren Insertionsgeschwindigkeit von 1,6 mm/s manuell inserieren (Kontorinis et al. 2011a) und diese unter Laborbedingungen auf $0{,}87 \pm 0{,}3$ mm/s senken können (Kesler et al. 2017), sofern explizit eine möglichst langsame und dabei trotzdem gleichmäßige Insertion ohne Zwischenstopps und Rückzug gefordert wird, können automatisierte Systeme deutlich langsamer inserieren und trotzdem den Anforderungen an eine gleichmäßige Insertion nachkommen. In den vorliegenden Versuchen wurden explizit Insertionsgeschwindigkeiten untersucht, die deutlich unter diesen manuell noch machbaren Werten liegen. Jede der untersuchten Geschwindigkeiten (0,03/ 0,045/ 0,06/ 0,08/ 0,11/ 0,15/ 0,2/ 0,4 mm/s), die langsamer als manuell machbar sind ($< 0{,}9$ mm/s) und langsamer als die standardmäßig im Laborversuch verwendete Geschwindigkeit ($< 0{,}5$ mm/s), zeigen eine signifikante Verringerung der Insertionskräfte, welche wiederum als Risikofaktor für Insertionstraumata gelten. Damit kann die klinisch bereits beschriebene Anforderung nach möglichst langsamen Insertionen (Lenarz 2017c) nun mit experimentellen Daten gestützt werden.

2. Eine Alginat-Beschichtung auf dem Elektrodenträger senkt die Insertionskräfte. Die untersuchte Beschichtung aus UHV-Alginat zeichnet sich durch hydrophile Oberflächeneigenschaften aus und dient als Medium, um Zellen (MSCs) für chronisches Drug-Delivery einzukapseln. Die durchgeführte Insertionsstudie konnte zeigen, dass die ursprünglich pharmakologisch motivierte Beschichtung darüber hinaus die Insertionskräfte auf 25 % des Levels vergleichbarer unbeschichteter Proben senken kann. Damit zeigt die genutzte Beschichtung sowohl vorteilhafte pharmakologische Eigenschaften für eine Langzeitanwendung neurotropher Faktoren zur Stimulation der Neuritenaussprossung als auch vorteilhafte mechanische Eigenschaften zur signifikanten Senkung der Insertionskräfte (Hügl et al. 2019b).

3. Die individuelle Geometrie der Cochleamodelle bestimmt den charakteristischen Verlauf der Insertionskräfte.
Die Insertionsstudie wurde mit Cochleamodellen aus gleichem Material und Fertigungsverfahren, jedoch mit individueller Geometrie entsprechend anatomischer Varianz durchgeführt. Dabei konnte gezeigt werden, dass der Zeitpunkt des ersten Kraftanstiegs bei der Insertion eines ETs in ein Cochleamodell signifikant vom A-Wert (Länge der Cochlea in der basalen Windung vom runden Fenster bis zur gegenüber liegenden lateralen Wand, nach Escudé et al. (2006)) abhängt. Zusätzlich zeigte der Maximalwert der Insertionskraft am Ende der Insertion einen leichten Zusammenhang zum B-Wert der dem Modell zugrundeliegenden Cochleageometrie. Aufgrund dieses Zusammenhangs zwischen der Cochleaform und dem Verlauf der Insertionskräfte sowie deren Maximalwerten am Ende der Insertion wird vorgeschlagen, für die zukünftige Versuchsplanung von Insertionsstudien eine Auswahl an Cochleamodellen unterschiedlicher Geometrie statt nur eines Einzigen heranzuziehen, um die potentielle Überanpassung an eine spezifische Geometrie zu vermeiden.

5 Modellbildung eines nachgiebigen Aktuators im Elektrodenträger

Es wird angenommen, dass die Verringerung der Distanz zwischen den Spiralganglienzellen, welche modiolar der ST liegen, und den Stimulationskontakten des ET durch die detailliertere Frequenzselektivität den Hörerfolg verbessert (Frijns et al. 2001; Shepherd et al. 2006; Wise et al. 2012; Senn et al. 2017). Diese Annahme motiviert die Entwicklung eines aktuierten Elektrodenträgers, einerseits zur gezielten Änderung seiner Krümmung während der Insertion als Strategie zur Vermeidung von Insertionstraumata und Restgehörverlust und andererseits zur gezielten Bestimmung seiner Endlage innerhalb der ST zur Verbesserung des erreichbaren Hörerfolgs. Die Funktionalisierung eines Elektrodenträgers mit einem nachgiebigen Aktuator ermöglicht zwei grundlegende Funktionsweisen (vgl. Abb. 5.1).

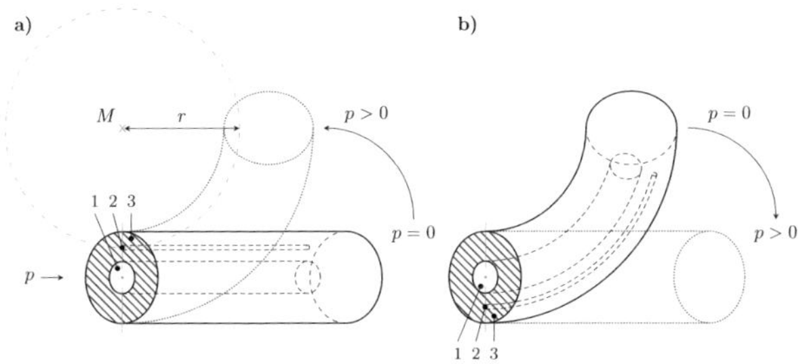

Abbildung 5.1: Nachgiebiger Aktuator im Cochlea-Implantat-Elektrodenträger bestehend aus einem Hohlraum (1) und einem dehnungsstraffen sowie biegeschlaffen Faden (2), welche beide in den Elektrodenträger aus Silikon (3) eingebettet sind. Der ET ist hier vereinfacht als zylindrischer Silikonkörper ohne Elektrodenkontakte und ebenso ohne Kabelbündel dargestellt. **a**: Im Ausgangszustand ($p = 0$) ist der Aktuator gerade. Die Aktuierung erfolgt durch Druckbeaufschlagung ($p > 0$) des Hohlraumes. Der ursprünglich gerade Aktuator wird dadurch auf eine Kreisform um den Mittelpunkt (M) mit dem Radius (r) gezwungen. **b**: Ein bereits gekrümmt gefertigter Aktuator ($p = 0$) kann durch Druckbeaufschlagung ($p > 0$) gestreckt werden. Dabei muss die Lage des Fadens (2) gegenüber dem ersten Fall geändert werden. [eigene Darstellung]

5.1 Varianten zur Nutzung des nachgiebigen Aktuators im Elektrodenträger

Nachfolgend wird der Elektrodenträger vereinfacht als zylindrischer (oder sofern gesondert beschrieben als konischer) Silikonkörper ohne Kabelbündel und Kontaktelektroden angenommen. Um diese Form der Vereinfachung von den zuvor für Insertionsversuche gefertigten Labormustern (vgl. Kap. 4 ab S. 71) abgrenzen zu können, wird nachfolgend von einem Testkörper (TK) gesprochen. Die Variation der grundlegenden Eigenschaften eines nachgiebigen Aktuators im vereinfachten Elektrodenträger bestimmt die Form des Aktuators nach Druckbeaufschlagung. Grundsätzlich gelten für die Variation des nachgiebigen Aktuators im Testkörper folgende Zusammenhänge (Zentner 2014, ab S. 47):

1. Ein im Längsschnitt spiegelsymmetrischer Testkörper krümmt sich in der Ebene.
2. Besteht im Längsschnitt keine Spiegelsymmetrie, so kann der Testkörper eine Krümmung im 3D-Raum erfahren.
3. Das Verhältnis der Wandstärke des Silikons (zwischen der Außenhülle des Testkörpers und dem innenliegenden Hohlraum) zum Radius des Hohlraums bestimmt die nach Druckbeaufschlagung resultierende Radialdehnung. Der Verlauf der Radialdehnung von der Basis zur Spitze des Testkörpers bestimmt den Verlauf der Krümmung des aktuierten Testkörpers.

Aus den genannten Zusammenhängen sowie dem geometrischen Spektrum der drei Grundkörper des nachgiebigen Mechanismus nach Abb. 5.1 (Silikonkörper, Faden und Hohlraum) lassen sich Konstruktionsvarianten entwickeln, welche in Tab. 5.1 im Rahmen eines morphologischen Kastens dargestellt sind. Durch die zusätzliche Verwendung eines relativ zum Testkörper verschiebbaren Stiletts lässt sich der nachgiebige Mechanismus abschnittsweise auslösen und erhält damit einen weiteren Freiheitsgrad. Das Stilett kann entweder zylinderförmig als Stift oder als Hohlstilett ausgeformt werden. In beiden Varianten gilt, dass durch das Stilett nicht die gesamte Länge des Testkörpers mit Druck beaufschlagt wird oder der Testkörper nicht in seiner ganzen Länge zur Verformung freigegeben wird. Ein derart beschriebener „Adaptiver Elektrodenträger, seine Verwendung und Verfahren zu seiner Insertion“ wurde patentiert (Griebel et al. 2017a[SH]).

Tabelle 5.1: Variationsmöglichkeiten eines nachgiebigen Aktuators im Elektrodenträger.

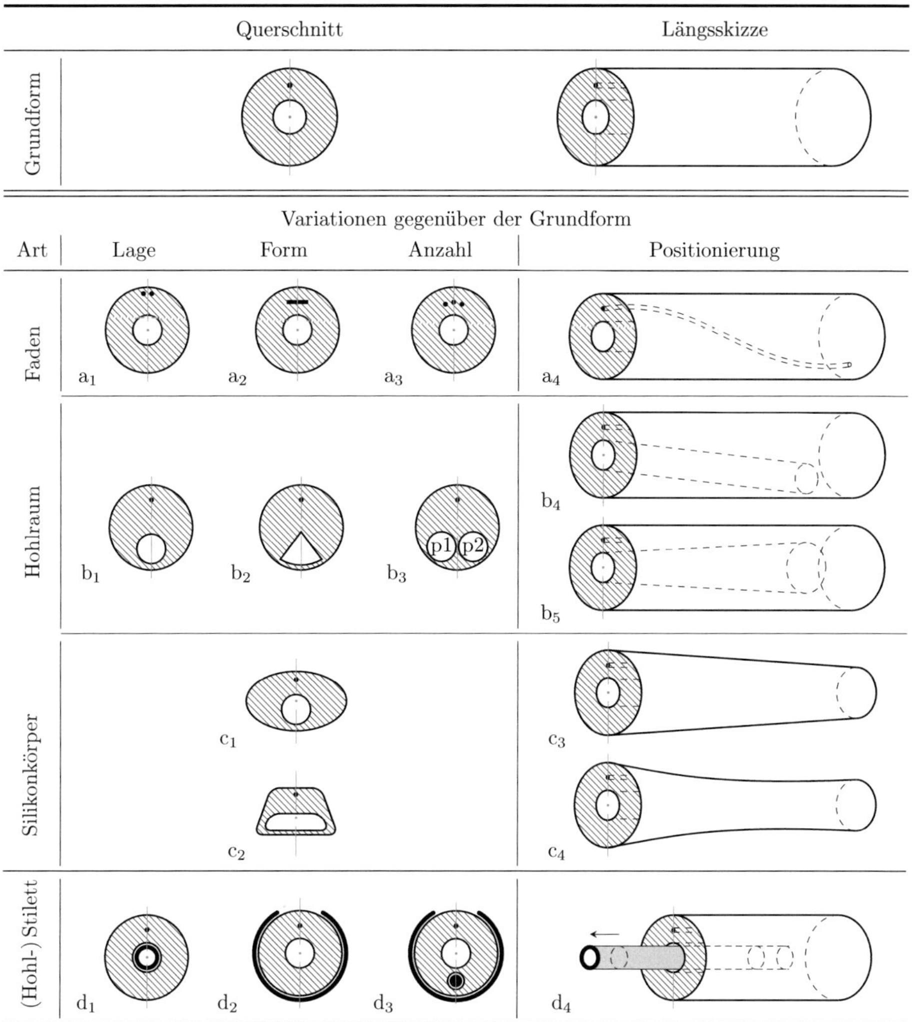

Legende: Die schraffierten Bereiche sind Querschnitte der Grundkörper aus Silikon; „p1“ und „p2“ bezeichnen voneinander unabhängige Drücke applizierbar durch unverbundene Hohlräume im Silikonkörper. [eigene Darstellung]

5.2 Überprüfung der Skalierbarkeit

Eine experimentelle Überprüfung der Theorie (vgl. Kap. 5.2.1) sowie die modellbasierte Analyse sind abhängig von Testkörpern, die sich mit den zur Verfügung stehenden Mitteln fertigen lassen. Aufgrund der sehr kleinen Abmessungen originaler ET, sind skalierte Testkörper im Sinne einer Vereinfachung der Fertigung zu präferieren. Dabei ist vorab zu klären, welchen Einfluss die Skalierung auf die qualitativen und quantitativen Ergebnisse der Druckbeaufschlagung und nachfolgenden Aktuierung hat. Als zu vergleichendes Ergebnis wird die Krümmung des Testkörpers durch Druckbeaufschlagung mit dem Druck p definiert.

5.2.1 Analytische Betrachtung und Nachweis der Skalierbarkeit

Für die Krümmung κ eines zylindrischen Testkörpers mit mittig angeordnetem und einseitig geschlossenem Hohlraum sowie einem in die Wand eingebetteten Faden gilt allgemein nach der Theorie der gekrümmten Stäbe für große Verformungen (Zentner 2014, S. 89–92):

$$\kappa = \frac{1}{R} = \frac{h \cdot p \cdot A_{in}}{E \cdot I} \tag{5.1}$$

Dabei ist R der Krümmungsradius des betrachteten zylindrischen Testkörpers unter Druckbeaufschlagung (p). Der Testkörper besitzt dabei im spannungsfreien Ausgangszustand ($p = 0$) den Außenradius r_a der (Silikon-)Hülle, einen Hohlraum mit Radius r_i und die Hohlraum-Querschnittsfläche A_{in}. Parallel zur Stabachse des Testkörpers verläuft im Abstand h der in die Wand des Testkörpers eingebettete Faden. Des Weiteren ist E der Elastizitätsmodul (E-Modul) und I das axiale Flächenträgheitsmoment (vgl. (5.3), Zentner 2014, S. 102). Die Nutzung des E-Moduls zur Berechnung ist in Bezug auf die geplante Fertigung mit Silikon bereits eine Vereinfachung, da Silikon als hyperelastisches Material mit nicht-linearen Materialmodellen zu beschreiben wäre. Für die direkte Darstellung der bisher in die Betrachtung eingegangenen geometrischen (also in Bezug auf die Fertigung zu skalierenden) Parameter gilt:

$$A_{in} = \pi \cdot (r_i)^2 \tag{5.2}$$

$$I = \frac{\pi}{4} \cdot \left((r_a)^4 - (r_i)^4\right) + \pi \cdot \left((r_a)^2 - (r_i)^2\right) \cdot h^2 \tag{5.3}$$

Unter der Annahme, dass hier ein im Querschnitt konstanter Testkörper betrachtet wird, wurde dessen Gesamtlänge l bisher nicht beachtet. Für die Beantwortung der Fragestellung, ob sich eine Skalierung des angenommenen Testkörpers mit identischem

Skalierungsfaktor auch auf die Krümmung bei Druckbeaufschlagung auswirkt, kann die Länge des Testkörpers (als weiterer geometrischer Parameter) nicht unbeachtet bleiben. Unter Druckbeaufschlagung ($p > 0$) wird der zylindrische Testkörper in eine Kreisform gezwungen. Wird ein ideal dehnungsstraffer Faden angenommen, so erzwingt dieser die Position der neutralen Faser und bedingt, dass die Länge des Kreisbogens b (5.4) der Gesamtlänge l des Testkörpers im spannungsfreien Ausgangszustand entspricht. Für den Fall, dass der Testkörper durch die Druckbeaufschlagung ($p = p_{VK}$) einen Vollkreis ($\alpha = 360\,°$) mit dem Radius $R = r_{VK}$ erreicht, gilt demnach (5.5).

$$b = \pi \cdot r \cdot \frac{\alpha}{180\,°} \tag{5.4}$$

$$l = b = 2 \cdot \pi \cdot r_{VK} \tag{5.5}$$

Umgestellt nach r_{VK} und eingesetzt in Gleichung (5.1) ergibt sich folglich für die Druckbeaufschlagung mit $p = p_{VK}$ zur Erreichung eines Vollkreises:

$$\frac{1}{r_{VK}} = \frac{2 \cdot \pi}{l} \tag{5.6}$$

$$= \frac{h \cdot p_{VK} \cdot A_{in}}{E \cdot I} \tag{5.7}$$

Für die zu prüfende Hypothese wird unter „Skalierbarkeit“ ein Testkörper verstanden, dessen geometrische Abmaße alle mit dem Skalierungsfaktor f multipliziert sind. Ist die nach Druckbeaufschlagung erreichte Krümmung (zum Beispiel ein Vollkreis), nach (5.1) und (5.7) beschrieben durch den Radius R_{neu}, ebenfalls mit diesem Faktor skaliert, ergibt sich eine qualitativ vergleichbare, da geometrisch ähnliche, Form – in diesem Beispiel ein Vollkreis mit skaliertem Radius.

Zur Überprüfung wird der Skalierungsfaktor f und eine zentrale Lage des Fadens in der Wand angenommen. Damit bestimmen sich die skalierten Parameter Länge des Testkörpers l_f, Fadenabstand h_f, Hohlraum-Querschnittsfläche A_f und Flächenträgheitsmoment I_f zu:

$$l_f = l \cdot f \tag{5.8}$$

$$h_f = \left(\frac{r_a - r_i}{2} + r_i\right) \cdot f = h \cdot f \tag{5.9}$$

$$A_f = \pi \cdot (r_i)^2 \cdot f^2 = A_{in} \cdot f^2 \tag{5.10}$$

$$I_f = \frac{\pi}{4} \cdot \left((r_a)^4 - (r_i)^4\right) \cdot f^4 + \pi \cdot \left((r_a)^2 - (r_i)^2\right) \cdot h^2 \cdot f^4 = I \cdot f^4 \tag{5.11}$$

Eingesetzt in (5.7) ergibt sich damit:

$$\frac{1}{r_{neu}} = \frac{(h \cdot f) \cdot p_{VK} \cdot (A_{in} \cdot f^2)}{E \cdot (I \cdot f^4)} \tag{5.12}$$

$$= \frac{h \cdot p_{VK} \cdot A_{in}}{E \cdot I} \cdot \frac{1}{f} \tag{5.13}$$

$$= \frac{1}{r_{VK}} \cdot \frac{1}{f} \tag{5.14}$$

In gleicher Weise können die geometrischen Parameter b und r in (5.4) mit dem Skalierungsfaktor f skaliert werden. Aus vorangegangener Überlegung folgt demnach, dass bei Skalierung aller geometrischen Parameter, identischem Material und identischer Druckbeaufschlagung eine geometrisch ähnliche Form mit identischem Öffnungswinkel α erreicht wird. Damit ist der Nachweis der Skalierung für die beschriebene Art eines nachgiebigen Mechanismus erbracht (Zentner et al. 2016[SH], Zentner et al. 2017[SH]).

5.2.2 Numerische Betrachtung und Nachweis der Skalierbarkeit

Die analytisch nachgewiesene Skalierbarkeit des betrachteten fluid-mechanischen Aktuators zur Integration in einen ET wurde anschließend auch anhand einer Finite Elemente (FE)-Simulation (Ansys Workbench, Ansys Inc., Canonsburg, USA) überprüft. Da ein Skalierungsfaktor von 3:1 und 5:1 gegenüber der Originalgröße eines kommerziellen ET als vorteilhaft für eine spätere eigene Fertigung von Testkörpern angesehen wurde, wurden Simulationen mit diesen Größen für die Prüfung der Skalierbarkeit im Rahmen der numerischen Betrachtung verwendet (vgl. Tab. 5.2a).

Tabelle 5.2: Geometrische Maße des konstruierten Testkörpers (a), verwendete Vernetzungseinstellungen (b) und Materialdaten (c) sowie Auswertung der Simulationsergebnisse (d) zum numerischen Nachweis der Skalierung.

(a) Konstruktion

Maß	Wert (mm)	
	3:1	5:1
⌀ (Silikon)Hülle ($2r_a$)	1,5	2,5
⌀ Hohlraum ($2r_i$)	0,6	1,0
⌀ Faden	0,03	0,05
Fadenabstand (h)	0,663	1,1
Länge (l)	35	58,3

(b) Vernetzung

Maß	Wert	
	3:1	5:1
Elementgröße (mm)	0,09	0,15
Kantenlänge (mm)	0,003	0,005
resultierende Elemente	266263	263569
resultierende Knoten	413139	410723

(c) Materialdaten

Maß	Wert
Silikon (Ogden 3. Ordnung)	
μ_1 (MPa)	-353,092728432499
μ_2 (MPa)	167,497941968711
μ_3 (MPa)	189,799239859325
α_1	1,5556136559702
α_2	1,71563014387462
α_3	1,38569615952527
$d_1 = d_2 = d_3$	0
Kupfer	
E-Modul (GPa)	69,6
Querkontraktionszahl ν	0,35

(d) Auswertung

Maß	Wert	
	3:1	5:1
$x_{Mittelpunkt}$ (mm)	-0,02	-0,03
$y_{Mittelpunkt}$ (mm)	6,30	10,51
Radius (mm)	6,30	10,51
Öffnungswinkel (°) α	318,1	317,8

Für die zur FE-Simulation benötigte Materialdefinition des Silikons konnten eigens ermittelte Daten verwendet werden[1]: Zur Ermittlung der Materialdaten wurden uniaxiale und biaxiale Zugversuche sowie Scherversuche (pure shear) an eigens angefertigten Silikonproben (Elastosil 4644, Wacker Chemie AG, München, Deutschland) durchgeführt und ein nichtlineares, hyperelastisches Materialmodell nach Ogden 3. Ordnung (Ogden 1972; Kim et al. 2012) gefittet (vgl. Tab. 5.2c). Das Materialmodell bildet die Versuchsdaten (jeweils Belastungskurven erstmaliger Belastung) bis 130 % Materialdehnung ab (Feierabend et al. 2012; Griebel et al. 2012; Hügl et al. 2015a, 2016).

[1] bereitgestellt vom Fachgebiet Nachgiebige Systeme, TU Ilmenau

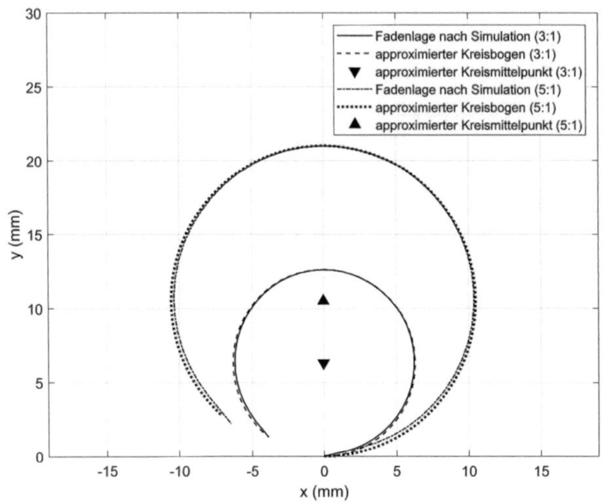

Abbildung 5.2: Überprüfung der Skalierbarkeit anhand FE-Simulation. Abgebildet ist die Lage des eingebetteten Fadens beider Testkörper (5:1 und 3:1 Skalierung) nach Druckbeaufschlagung des Hohlraumes mit 6 bar. Anhand der darauf approximierten Kreisbögen und deren Mittelpunkte lässt sich der Öffnungswinkel berechnen, welcher für beide Skalierungen vergleichbar ist (vgl. Tab. 5.2d). [eigene Darstellung]

Analog zur analytischen Überprüfung der Skalierbarkeit (vgl. Kap. 5.2.1) wurden auch für die numerische Überprüfung alle geometrischen Maße[1] des Testkörpers skaliert (vgl. Tab. 5.2a).

Um vergleichbare Berechnungsbedingungen zu gewährleisten, wurden darüber hinaus die Einstellungen zur Vernetzung des FE-Modells skaliert (vgl. Tab. 5.2b). Für die numerische Analyse war es notwendig, eine quantitative Angabe für den applizierten Druck zu machen. Der geplante Versuchsstand für eine experimentelle Analyse der fluid-mechanischen Aktuatoren wurde unter Verwendung einer Spritzenpumpe konstruiert (Zentner et al. (2016)[SH]). Der Druck wurde durch die ausgewählte Pumpe (LAMBDAVIT-FIT Spritzenpumpe, LAMBDA Laboratory Instruments, Baar, Schweiz) und die dafür eigens entwickelte Regelung[2] auf einen Maximaldruck von 6 bar begrenzt[3].

Die Koordinaten der Fadenlage der beiden simulierten Testkörper wurden exportiert und jeweils ein Kreis hindurch gefittet. Die Koordinaten der Mittelpunkte der beiden gefitteten Kreise, sowie deren Radien und der jeweilige Öffnungswinkel der beiden Kreisbögen wurden auf diese Weise ermittelt (vgl. Abb. 5.2).

[1] Die ausführlichen Überlegungen zur Ableitung der geometrischen Maße eines 1:1 skalierten Testkörpers, als Grundform der hier verwendeten höher skalierten Körper, werden detailliert in Kap. 5.3.1 ab S. 107 beschrieben.

[2] entwickelt von Clemens Wystup; Fachgebiet Nachgiebige Systeme, TU Ilmenau

[3] Es gibt bereits andere Therapieformen in der klinischen Routine die Überdruck verwenden, beispielsweise die Ballondilatation zur Dehnung verengter Herzkranzgefäße. Eine Übersicht darüber findet sich im Anhang der vorliegenden Arbeit (vgl. Kap. A.4 ab S. 172).

Wie aufgrund der Überlegungen aus Kap. 5.2.1 zu erwarten war, sind die Radien der Ausgleichskreise entsprechend der Skalierung der ursprünglichen Testkörper ebenfalls skaliert, während die Öffnungswinkel identisch sind. Damit lässt sich die analytisch nachgewiesene Skalierbarkeit der vorgestellten Testkörper auch in der FE-Simulation zeigen (Zentner et al. 2016[SH]).

5.3 Modellbildung und Simulation

5.3.1 Modellbildung eines 1:1 skalierten Testkörpers

Für die weitere numerische wie auch analytische Modellbildung wird zunächst eine Ableitung eines exemplarischen Testkörpers im Maßstab 1:1 gegenüber einem kommerziellen CI-ET benötigt. Dieser dient nachfolgend als Ausgangsform für weitere Untersuchungen. Dafür wurde zunächst von einem zylindrischen Testkörper ausgegangen. In Anlehnung an kommerziell verfügbare Systeme (vgl. Tab. 2.2 auf S. 42) wurde ein Durchmesser von 0,5 mm angenommen. Für die Bestimmung der Länge des Testkörpers ist die zu erreichende Endlage und die Insertionstiefe in der Cochlea entscheidend. Da als Ziel des zu modellierenden Testkörpers eine perimodiolare Endlage in der Cochlea angestrebt wird, wurde eine Übersicht von Insertionsstudien perimodiolarer ET erstellt (vgl. Abb. 5.3).

Dazu wurden sowohl Studien über Insertionen in Humanpräparate als auch Auswertungen klinischer Insertionen eingeschlossen. Insertionen in Cochleamodelle wurden nicht berücksichtigt, um Einflüsse aus der Modellerstellung der Cochleamodelle zu vermeiden. Unabhängig vom Hersteller, dem ET-Typ, dessen Länge, der Morphologie der Cochleae oder der Methode zur Vermessung der Insertionstechnik zeigt sich eine Häufung bei Insertionstiefe von rund 405° (vgl. Abb. 5.3). Diese Insertionstiefe wurde anschließend als Minimalziel verwendet.

Zur weiteren Ableitung der Länge eines Testkörpers wurde das Referenz-Cochleamodell aus Kapitel 3 herangezogen (vgl. Tab. 3.3 auf S. 68). Die Länge der Längsachse eines Testkörpers mit 0,5 mm Durchmesser, der perimodiolar in diesem Cochleamodell zu liegen kommt und dabei eine Insertionstiefe von 405° zeigt, beträgt demnach 15,6 mm. Die maximale Insertionstiefe in das beschriebene CM sind 495° (vgl. Tab. 3.3 auf S. 68) und würde eine Gesamtlänge von 16,9 mm verlangen.

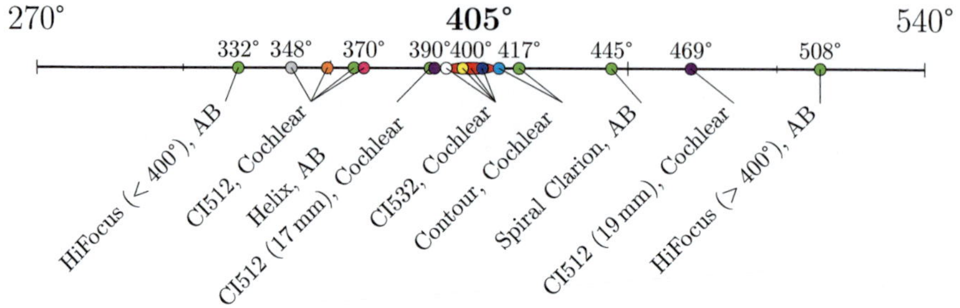

Abbildung 5.3: Insertionstiefen perimodiolarer Elektrodenträger (aus insgesamt 10 Publikationen). Tykocinski et al. (2001) bestimmten die Insertionstiefe des Contour Elektrodenträgers (Cochlear Ltd., Sydney, Australien) bei 12 Insertionen in Humanpräparate zu 411° (●). Das aus der Weiterentwicklung entstandene Modell des Contour Advance Elektrodenträgers (CI512, Cochlear Ltd.) wurde von Escudé et al. (2006) untersucht. Die Insertionstiefen bei Insertion bis 17 bzw. 19 mm wurden bei 9 bzw. 6 Patienten ausgewertet (●). Rebscher et al. (2008) haben die Insertionstiefen verschiedener Elektrodenträger anhand einer Felsenbeinstudie nach radiologischer Bildgebung ausgewertet. Die gemittelten Insertionstiefen beruhen je nach ET-Typ auf n = 3 - 18 ausgewerteten Proben (●). Boyer et al. (2015) zeigten eine mittlere Insertionstiefe von 370° bei n = 31 Patienten nach Implantation mit der Contour Advance (CI512) (●), während diese bei Mittmann et al. (2015a) mit 359° leicht kürzer ausfiel (n = 26 Patienten, ●) Ramos-Macias et al. (2017) konnten bei 4 Felsenbeinpräparaten Insertionstiefen von 395 - 410° mit dem Slim Modiolar Elektrodenträger (CI532, Cochlear Ltd.) beobachten (●). Eine weitere Untersuchung zur Insertion der CI532 in 20 Felsenbeinpräparate ergab eine gemittelte Insertionstiefe von 400° (○, Iso-Mustajärvi et al. 2017). McJunkin et al. (2018) schließlich bestimmten die Insertionstiefen der CI532 bei 17 Patienten zu 406° im Mittel (●), während Iso-Mustajärvi et al. (2020) auf 395° kamen (n = 18, (○)). Die zahlenmäßig größte Untersuchung (n = 368) zur Insertionstiefe der CI512 lieferten Ketterer et al. (2018) und kamen dabei zum geringsten berichteten Mittelwert von 348° (●). [Legende: AB - Advanced Bionics, Valencia, USA; eigene Darstellung]

Betrachtet man die Insertionstrajektorie von ET in Cochleae unterschiedlicher Morphologie, so fällt auf, dass basal einige wenige Millimeter gerade und ohne Krümmung verlaufen. Das spiegelt sich auch in der Geometrie kommerzieller ET für perimodiolare Endlage wider, welche einen geraden Schaft und eine gekrümmte Spitze vorweisen (vgl. Abb. 2.5 auf S. 37). Für die Modellbildung des Testkörpers wird jedoch zunächst nur dieser zu krümmende Anteil am gesamten ET betrachtet (vgl. Abb. 5.4), welcher beim skizzierten Testkörper 10,9 mm bzw. 12,2 mm beträgt (je nach Insertionstiefe von 405° bzw. 495°). Ein 1:1 skalierter Testkörper wird aufgrund dieser Überlegungen und Annahmen mit nachfolgenden Maßen angenommen:

- Durchmesser des Silikonschaftes: $2r_a = 0{,}5\,\text{mm}$
- Länge: $l = 11{,}6\,\text{mm}$

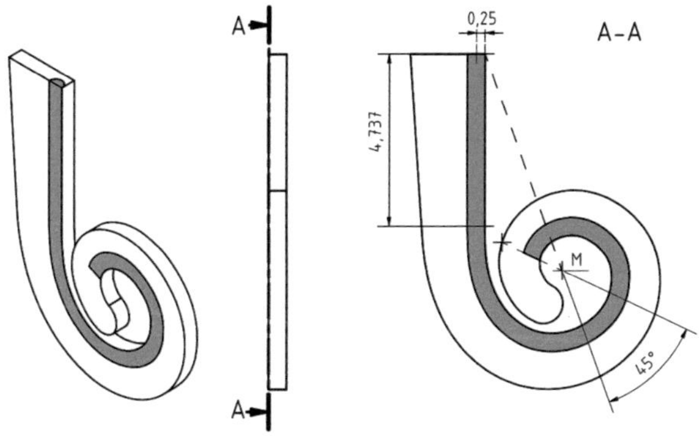

Abbildung 5.4: Geometrie des CM-Referenzmodells zur Bestimmung der Länge des Testkörpers. Es wird das Referenzmodell (vgl. Tab. 3.3 auf S. 68) zur Ermittlung herangezogen. Der zylindrische Testkörper (●) mit 0,5 mm Durchmesser reicht bis 405° Insertionstiefe, welche vom Beginn des Modells in Insertionsrichtung um den Modiolus (M) gemessen wird. Die Gesamtlänge des Testkörpers entlang der Längsachse beträgt 15,6 mm. [eigene Darstellung]

5.3.2 Synthese und Simulation eines Aktuators

Betrachtung der Verformung Zur näheren Beschreibung eines fluidisch aktuierten, nachgiebigen Mechanismus für die Anwendung im Elektrodenträger eines CI wurde ein Testkörper konstruiert und anschließend unter schrittweiser Druckbeaufschlagung mittels FE-Simulation simuliert. Für die Modellierung wurde die Grundform des Testkörpers (vgl. Kap. 5.3.1) 3:1 skaliert. Damit ergeben sich die Abmaße nach Tab. 5.2a (vgl. S. 105). Für die Simulation der Druckbeaufschlagung wurden die Materialdaten nach Tab 5.2c verwendet. Zur Auswertung der resultierenden Krümmung wurde die jeweilige Position des dehnungsstraffen Fadens nach schrittweiser Druckbeaufschlagung mit $p = 1, \ldots, 6$ bar herangezogen (vgl. Abb. 5.5).

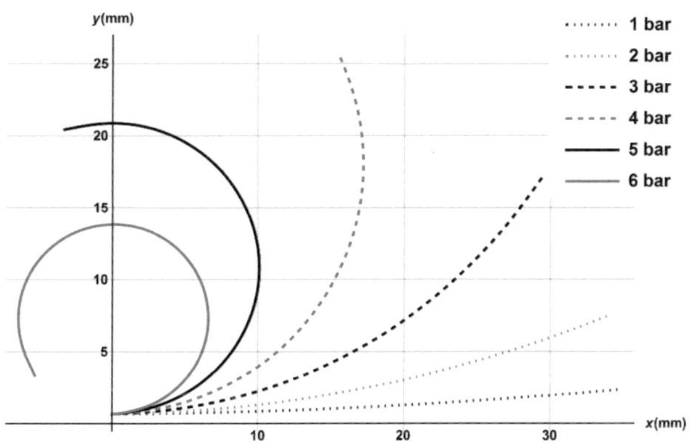

Abbildung 5.5: Verformung eines 3:1 skalierten Testkörpers ($2r_a = 1{,}5$ mm, $2r_i = 0{,}6$ mm, $l = 35$ mm; FE-Simulation). Aufgrund der konstanten Querschnittsgeometrie entlang der Längsachse, zeigt der Testkörper unter Druckbeaufschlagung Kreisbögen (Zentner et al. 2015[SH], Zentner et al. 2016[SH]). Zur besseren Übersichtlichkeit wird nur die Position des Fadens im Testkörper dargestellt. [eigene Darstellung]

Tabelle 5.3: Elastizitätsmoduln des zylindrischen Testkörpers (3:1 skaliert, vgl. dazu Abb. 5.5) in Abhängigkeit vom Druck bei 1 - 6 bar (Griebel et al. 2017b[SH]).

Druck p (bar)	1	2	3	4	5	6
E-Modul E (MPa)	7,257	3,651	2,159	1,444	1,059	0,826

Synthese eines konischen Testkörpers Die vorangegangenen Untersuchungen zur Skalierbarkeit (vgl. Kap. 5.2) sowie die numerische Simulation eines zylindrischen Testkörpers (vgl. Abb. 5.5) konnten die grundsätzliche Machbarkeit zeigen, um einen nachgiebigen Mechanismus für die gezielte Aktuierung eines Silikonkörpers ähnlich einem ET zu verwenden.

Für die weitere Annäherung an die (in die Ebene projizierte) Geometrie der humanen Cochlea (vgl. Kap. 3 ab S. 53) wird ein Testkörper mit spiralförmiger Verformung nach Druckbeaufschlagung benötigt. Nach der Theorie gekrümmter Stäbe mit großen Verformungen (Zentner 2014, S. 89–92) muss die Außenhülle des Testkörpers dazu eine sich längs verkleinernde Querschnittsfläche, also eine konische Form, vorweisen. Es wurde eine modellbasierte Synthesemethode für die Ermittlung der zu fertigenden Geometrie des gewünschten konischen Testkörpers entwickelt[1]. Die Synthese umfasst die nachfolgenden drei Schritte (Zentner et al. 2015[SH], Zentner et al. 2016[SH], Griebel et al. 2017b[SH], Hügl et al. 2017c, Zentner et al. 2017[SH]):

1. FE-Simulation des zylindrischen Testkörpers
   Die Simulation wird anhand des nichtlinearen Materialmodells (vgl. Tab. 5.2c, S. 105) durchgeführt. Als Ergebnis liegen druckabhängige Krümmungsprofile des zylindrischen Testkörpers vor, welche jeweils Kreisbögen zeigen (vgl. Abb. 5.5).
2. Parameteridentifikation
   Ausgehend von der (als ideal gleichverteilt angenommenen) Dehnung des zylindrischen Testkörpers wird zunächst jeweils der Radius der Kreisbögen (R_z) gefittet (Wolfram Mathematica 11.3) und daraus anschließend je ein E-Modul (E_z) in Abhängigkeit vom applizierten Druck (p_z) ermittelt (vgl. Tab 5.3). Die so ermittelten linearen Materialdaten dienen als Grundlage für die anschließende Synthese. Aus Gleichung (5.1) (vgl. S. 102) ergibt sich nach Einsetzen von (5.2) und (5.3) nach Umstellung:

$$E_z = \frac{4 \cdot R_z \cdot h \cdot p_z \cdot (r_i)^2}{(r_a)^4 - (r_i)^4 + 4h^2 \cdot \left((r_a)^2 - (r_i)^2\right)} \tag{5.15}$$

[1] entwickelt von Prof. L. Zentner; Fachgebiet Nachgiebige Systeme, TU Ilmenau

3. Synthese des konischen Testkörpers anhand des analytischen Modells
Der Außenradius ($r_{k,j}$) des neuen Testkörpers für eine spiralförmige Krümmung unter Druckbeaufschlagung (p_z) wird anhand des analytischen Modells abschnittsweise berechnet und anschließend linearisiert, um eine konische Form zu erhalten.

$$r_{k,j} = \sqrt{\sqrt{\left(\frac{4 \cdot R_{k,j} \cdot h_k \cdot p_z \cdot (r_i)^2}{E_z} + (r_i)^2 \cdot \left((r_i)^2 + 4\,(h_k)^2\right) + 4(h_k)^4\right)} - 2(h_k)^2} \tag{5.16}$$

Betrachtung der Radialdehnung Für die weitere Bewertung des fluidisch-aktuierten Mechanismus zur Nutzung als Aktuator in einem CI-ET wurde die Radialdehnung während der Druckbeaufschlagung betrachtet. Dazu wurde ausgehend von dem zuvor analysierten zylindrischen Testkörper (vgl. Abb. 5.5) mittels Synthese ein 3:1 skalierter, konischer Testkörper abgeleitet (Zentner et al. 2015[SH], Hügl et al. 2017c, Zentner et al. 2017[SH]):

- Durchmesser des Silikonschaftes (basal / apikal): $2r_a = 0{,}8 - 0{,}6\,\text{mm}$
- Durchmesser des Hohlraumes: $2r_i = 0{,}3\,\text{mm}$
- Länge des Testkörpers: $l = 30{,}5\,\text{mm}$
- Abstand des Fadens von der Mittelachse: $h = 0{,}55\,\text{mm}$

Nach FE-Analyse wurde der Querschnitt der Testkörper unter Druckbeaufschlagung mit 6 bar (p) ermittelt und über ihre Länge (bezogen auf den dehnungsstraffen Faden) aufgetragen. Die Radialdehnung (infolge der Tangentialspannung σ_{tan}) des konischen Testkörpers mit Radius r nimmt von basal nach apikal zu (vgl. Abb. 5.6, Abb. 5.7), was in Übereinstimmung mit der Kesselformel (5.17; Hoskins et al. 2017, S. 90) auf die zur Spitze des Testkörpers hin abnehmende Wanddicke (t) des Silikonmantels zurückzuführen ist.

$$\sigma_{tan} = p \cdot \frac{r}{t} \tag{5.17}$$

Abbildung 5.6: Verformung eines zylindrischen und eines konischen 3:1 skalierten Testkörpers unter Druckbeaufschlagung von 6 bar (FE-Simulation; Materialdaten nach Tab 5.2c auf S. 105, resultierende Radialdehnung in Abb. 5.7). Zur besseren Übersichtlichkeit wird nur die Position des Fadens im Testkörper dargestellt. [eigene Darstellung]

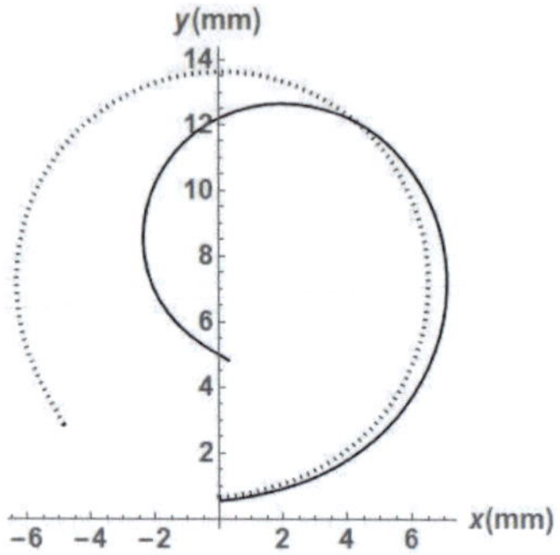

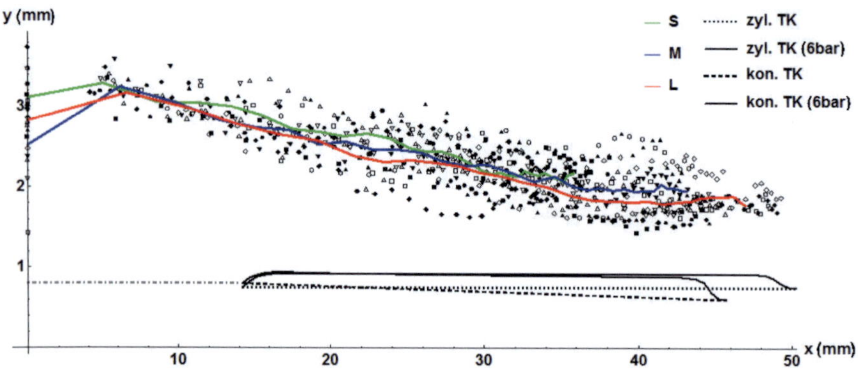

Abbildung 5.7: Testkörper mit Radialdehnung im Vergleich zur ST-Breite. Der zylindrische (gepunktet) und der konische Testkörper (gestrichelt) sind mit ihrer Radialdehnung bei 6 bar Druckbeaufschlagung abgebildet. Da jeweils die Radien der 3:1 skalierten Testkörper veranschaulicht wurden (und nicht deren Durchmesser), sind die Daten der ST-Breite der segmentierten Cochleae (n = 23, s. Kap. 3.3) ebenfalls entsprechend skaliert ($x \cdot 3$ / $y \cdot 1,5$). Die gruppierten Pfade (S, M, L) entsprechen Abb. 3.7 (S. 66). Da die Synthese der Testkörper jeweils nur für den gekrümmten Teil der Cochlea durchgeführt wurde, sind diese in der Grafik um ($3 \cdot 4,737\,mm$) verschoben (vgl. Abb. 5.4). [eigene Darstellung]

Mit dieser Analyse konnte gezeigt werden, dass sowohl der zylindrische als auch der konische Testkörper trotz der jeweiligen Querschnittsvergrößerung bei Druckbeaufschlagung mit 6 bar, die innerhalb der ST verfügbare Breite nicht überschreiten. Allerdings sind für die kommerzielle Bewertung einige Einschränkungen der Untersuchung zu beachten:

- Es wurde nur die Breite der ST betrachtet. Die für einen ET zur Verfügung stehende Höhe der ST wurde hier nicht berücksichtigt.
- Die Testkörper und ihre Krümmung nach Druckbeaufschlagung wurden nur für den stärker gekrümmten Teil der Cochlea analysiert (vgl. Abb. 5.4). Das bedeutet, dass der initiale, nahezu gerade Teil des Testkörpers für eine klinische Verwendung mittels einer Hülse oder eines Stiletts gerade gehalten werden müsste.
- Die Frage nach der lebenslang haltenden Abdichtung des druckbeaufschlagten Testkörpers wurde hier nicht adressiert.

5.3.3 Betrachtung individualisierter Aktuatoren

Die zuvor segmentierten und anhand ihrer 2D-Pfadlängen in drei Gruppen (S, M, L) eingeteilten, gemittelten, modiolaren Pfade von n = 23 Cochleae (vgl. Abb. 3.7, S. 66) und die Synthese für konische Testkörper mit nachgiebigem Mechanismus (vgl. Kap 5.3.2 ab S. 109) wurden für die nachfolgend beschriebene Synthese und Analyse individualisierter Testkörper herangezogen. Wie zuvor beschrieben, wurde der initiale, nahezu gerade Anteil des Cochleapfades nicht betrachtet (vgl. Kap. 5.3.1), was zur Wahl des einheitlichen Startpunkts für den modiolaren Pfad bei 45° geführt hat. In Abweichung zum zuvor betrachteten Testkörper wurde die Länge dieses Testkörpers an die gesamte segmentierte Pfadlänge bis 675° angepasst. Die modiolaren Pfade (vgl. Kap. 3.3.2 ab S. 64) wurden nachfolgenden Schritten unterzogen, um individuelle Testkörper davon abzuleiten und analytisch ihre Passform gegenüber der modiolaren Wand bei Insertion zu prüfen (Hügl et al. 2017c):

Bestimmung eines genäherten modiolaren Pfades Die segmentierten und gruppiert gemittelten, modiolaren Pfade konnten genähert (Wolfram Mathematica 11.3) beschrieben werden (vgl. Abb. 5.8). Dazu wurde als Grundform eine Exponentialfunktion verwendet, wie von Yoo et al. (2000) für die analytische Beschreibung der Cochlea vorgeschlagen.

- S: $r = 2,67\,e^{-0,24\,\varphi}$ (r: Distanz vom Modiolus aus (mm), φ: 45 - 675°)
- M: $r = 2,6\,e^{-0,18\,\varphi}$
- L: $r = 2,91\,e^{-0,19\,\varphi}$

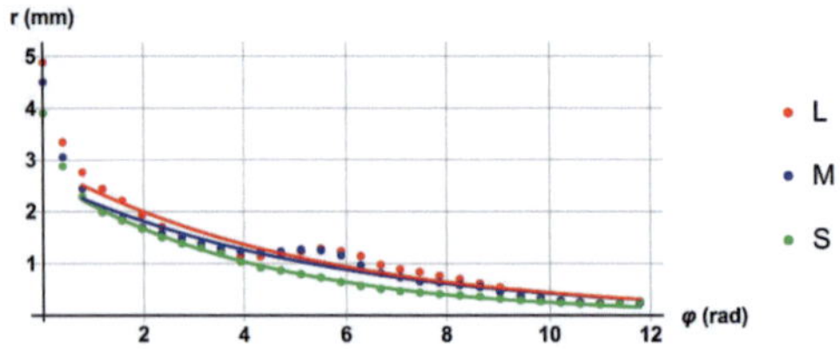

Abbildung 5.8: Modiolare Pfade (S, M, L): Segmentierung und Fit (45 - 675°).

Bestimmung der idealen Fadenposition Die ideale Fadenposition sollte nach Druckbeaufschlagung des konischen Testkörpers einen Abstand von 0,3 mm zur modiolaren Wand einhalten (vgl. Abb. 5.9). Diese Distanz wurde gewählt, um Druck auf die knöchernen Strukturen des Modiolus zu vermeiden.

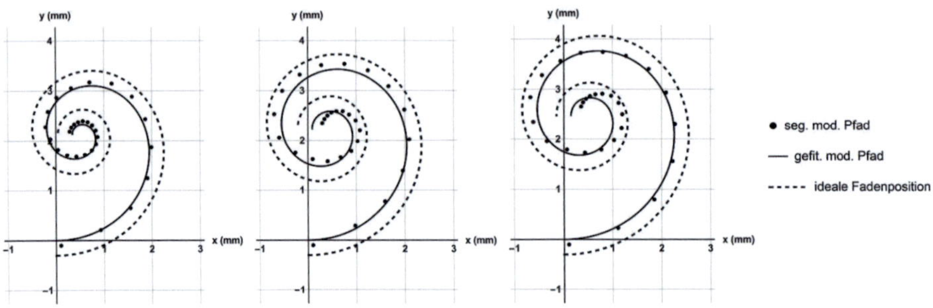

(a) S (b) M (c) L

Abbildung 5.9: Die ideale Fadenlage für die gemittelten Pfade S, M und L dargestellt ab 45°.

Synthese des konischen Testkörpers Basierend auf der Zielgeometrie – hier die ideale Fadenposition – und der Annahme einer Druckbeaufschlagung von 6 bar wurde die bereits beschriebene Synthese (vgl. Kap 5.3.2 ab S. 109) zur Bestimmung der Geometrie des konischen Testkörpers für jeden der gemittelten Pfade verwendet (vgl. Tab. 5.4). Dabei wird angenommen, dass der Radius des Testkörpers von basal nach apikal linear abnimmt.

Tabelle 5.4: Individuelle Testkörper: synthetisierte Geometrie

			Testkörper (synthetisiert für:)		
			S	M	L
Geometrie	(mm)	Radius, basal	0,45	0,45	0,45
		Radius, apikal	0,3	0,3	0,3
		(basal +) Länge[1]	(3 +) 12	(3,5 +) 14	(3,7 +) 15

[1] Die Länge des basalen/ initalen Anteils (bis 45°) wird ergänzend in Klammern angegeben, gefolgt von der Länge des synthetisierten Testkörpers.

Bestimmung der Lage von Faden und Testkörper nach Druckbeaufschlagung Schließlich wurde die Form – hier der Außenradius – und die Fadenlage der konischen Testkörper analytisch nach (5.16) (vgl. S. 111) berechnet. Dazu wurde näherungsweise der bereits ermittelte E-Modul bei 6 bar herangezogen (vgl. Tab. 5.3, S. 110). Es konnte gezeigt werden, dass die synthetisierten, konischen Testkörper für eine Anpassung an ihre jeweiligen Größen (S, M, L) eine Druckbeaufschlagung von rund 6 bar benötigen (5,9 - 6,2 bar; vgl. Tab 5.5 und Abb. 5.10), was basierend auf dem verwendeten, belastungsabhängigen E-Modul (vgl. Tab. 5.3) erwartet werden durfte (Hügl et al. 2017c).

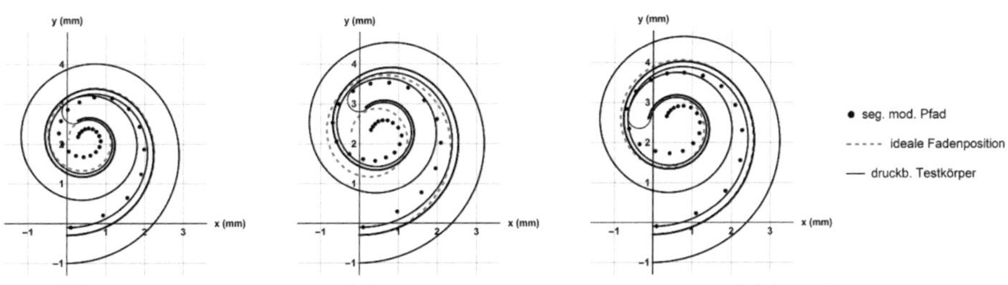

(a) S: 6,2 bar (b) M: 5,9 bar (c) L: 5,9 bar

Abbildung 5.10: Die Form der individualisierten Testkörper unter Druckbeaufschlagung ab 45°.

Ergänzend wurde überprüft, ob mit einem Testkörper der für eine spezifische Cochleagröße synthetisiert wurde, auch andere Cochleagrößen versorgt werden könnten (Hügl et al. 2017c). Die graphisch ausgewertete Insertionstiefe ergibt sich aus den anfänglichen 45° und der nach Druckbeaufschlagung erreichten Insertionstiefe des synthetisierten, konischen Testkörpers am Ende des eingebetteten Fadens (vgl. Abb. 5.10). Korrespondierend zu der zugrunde liegenden Segmentierung wurde auch die Insertionstiefe des Testkörper in Schritten von 22,5° bestimmt (vgl. Tab. 5.5).

Tabelle 5.5: Individuelle Testkörper: Druckbeaufschlagung und maximale Insertionstiefe

			Testkörper (synthetisiert für:)		
			S	M	L
Druck	(bar)	Cochlea S	**6,2**	6,4	6,7
		Cochlea M	5,5	**5,9**	6,1
		Cochlea L	5,2	5,7	**5,9**
Insertion[1]	(°)	Cochlea S	**630**	> 675	> 675
		Cochlea M	495	**652,5**	> 675
		Cochlea L	450	607,5	**675**

[1] Insertionstiefe = 45° + nach Druckbeaufschlagung erreichte Insertionstiefe des Testkörpers

Um den benötigten Druck zur Erreichung der Krümmung zu verringern, könnte ein Testkörper der für eine kleine Cochleagröße synthetisiert wurde auch für eine größere Cochlea verwendet werden. Dabei verringert sich allerdings die Insertionstiefe. Durch prä-operative Planung ließe sich damit eine patienten-individuelle Anpassung trotz konfektionierter Testkörper allein durch Variation des Drucks erreichen (Hügl et al. 2017c).

5.4 Zwischenfazit

Durch die grundlegende Beschreibung der Variationsmöglichkeiten aller Bestandteile eines nachgiebigen, fluid-mechanischen Aktuators (Faden, Hohlraum, Silikonkörper, Stilett) bezüglich der Lage, Form und Anzahl im Rahmen eines morphologischen Kastens, konnte eine Grundform für die weitere Analyse zur Funktionalisierung eines CI-Elektrodenträgers gefunden werden. Die Skalierbarkeit dieser Grundform konnte sowohl analytisch nachgewiesen als auch numerisch mittels FE-Simulation überprüft werden.

Zunächst konnte gezeigt werden, dass es möglich ist, eine zylindrische Form eines Testkörpers mit fluid-mechanischem Aktuator zu finden, welche bei Druckbeaufschlagung mit 6 bar einen Krümmungswinkel von rund 320° zeigt. Anschließend wurde sowohl die Querschnittsverengung der ST von basal nach apikal als auch die individuelle Spiralform der Cochlea in die weitere Betrachtung einbezogen. Für die Bestimmung konischer Testkörper, deren druckbeaufschlagte Form einer definierten Spiralform folgen sollte, wurde eine allgemeine Synthesemethode entwickelt. Die zuvor segmentierten modiolaren Cochleapfade wurden anhand ihrer Pfadlänge in drei Gruppen unterteilt, aus denen je ein gemittelter Pfad für die weitere Analyse herangezogen wurde. Anhand dieser gemittelten Pfade und der entwickelten Synthesemethode wurde eine geometrische Form für konische Testkörper gefunden, deren gekrümmte Form bei Druckbeaufschlagung mit rund 6 bar den gemittelten Cochleapfaden entspricht.

6 Diskussion

Die folgende kritische Betrachtung der Daten folgt im wesentlichen der Systematik der zuvor beschriebenen Untersuchungen aus den Kapiteln 3 - 5 und ist in entsprechende Abschnitte untergliedert. Die Einordnung in den weiteren Forschungskontext erfolgt jeweils innerhalb dieser abgegrenzten Themengebiete und jeweils in Bezug auf die humane Cochlea und den Anwendungsbereich des Cochlea-Implantat-Systems:

- Modellbildung der Cochlea
- Insertionsversuche
- Fluidmechanische Aktuatoren

Modellbildung der Cochlea Die in Kapitel 3.3.2 beschriebene Segmentierung der Cochlea und des perimodiolaren Pfades basiert auf Daten, die mit zwei sehr unterschiedlichen Methoden gewonnen wurden: μCT-Bildgebung und Schliffpräparation. Beide Methoden wurden bereits in anderen Studien zur Beschreibung der Cochlea verwendet (Hardy 1938; Escudé et al. 2006; Lexow et al. 2016, 2018). Die Frage, ob das verwendete Bildgebungsverfahren einen systematischen Einfluss auf die Vermessung der Cochlea hat – beispielsweise anhand der Pfadlänge – wird bisher nicht beantwortet. Statistisch lässt sich bestätigen, dass die segmentierten perimodiolaren 2D-Pfadlängen ($n_{\text{Schliff}} = 9$, $n_{\mu\text{CT}} = 14$) zwei Gruppen darstellen (t-Test, $p < 0{,}01$) - wobei aufgrund der geringen Größe der einzelnen Gruppen, dieses Ergebnis zunächst Anlass zur Analyse größerer Stichproben geben sollte. Im Vergleich zeigt sich, dass die Proben der Schliffpräparation im Mittel eine längere perimodiolare Pfadlänge aufweisen. Daher ist zu vermuten, dass die radiologische Bildgebung dazu führt, dass während der Segmentierung die Punkte an der Innenwand der Cochlea schlechter gegenüber dem Modiolus abgegrenzt werden können, daher zu weit axial gesetzt werden und so zu einer kürzeren Pfadlänge führen. Da die segmentierten, lateralen Pfadlängen allerdings insgesamt im Bereich der aus anderen Studien bereits bekannten Werte liegen, wurden für die weiteren Betrachtungen weiterhin alle Daten verwendet.

Lexow et al. (2016) haben untersucht, wie die Lernkurve bei der Benutzung des in der vorliegenden Arbeit verwendeten Segmentierungsprogramms Comet die benötigte Zeit für die Vermessung eines Datensatzes beeinflusst. Demnach erreicht ein zuvor ungeübter Benutzer nach sieben Datensätzen eine Bearbeitungszeit pro Datensatz von rund 5 min. Damit wird allerdings keine Aussage über intra- und inter-individuelle Reproduzierbarkeit der Segmentierung getroffen. Ob es zwischen verschiedenen Benutzern Unterschiede bei den Messergebnissen gibt und welchen quantitativen Einfluss das auf die manuelle Segmentierung von A-Wert, B-Wert oder die Cochlealänge hat, wird bisher nicht geprüft (Marel et al. 2014; Lexow et al. 2016; Meng et al. 2016; Ketterer et al. 2018). Um diese mögliche Fehlerquelle auszuschließen, wurden alle perimodiolaren Pfade für die vorliegende Untersuchung von der Autorin selbst segmentiert.

Eine Einschränkung der vorliegenden physikalischen, artifiziellen Cochleamodelle ist die Reduktion der anatomischen, dreidimensionalen Spirale der Cochlea auf die planare Krümmung durch Projektion in die Ebene. Da vergleichbare Insertionsstudien (Roland 2005; Todd et al. 2007; Verbist et al. 2008; Kontorinis et al. 2011b,a; Nguyen et al. 2015) ebenfalls mit dieser Form der Vereinfachung arbeiten, wurde zunächst darauf aufgebaut. Mit Cochleamodellen, die die dreidimensionale Spirale der Cochlea abbilden (Miroir et al. 2012; Mittmann et al. 2014), wird zukünftig auch eine dreidimensionale Insertionskraftmessung relevant (Avci et al. 2017).

Insertionsversuche Die Insertionsversuche wurden mit Labormustern (statt kommerziellen ET) durchgeführt. Die Fertigung der verwendeten Labormuster ist dabei vergleichbar mit bereits bestehenden Ansätzen (Balster et al. 2014; Kobler et al. 2015; Dhanasingh 2018). Durch den hohen Anteil manueller Interaktion während der Fertigung (vgl. Kap. 4.2.1, S. 84) der Labormuster ist zu erwarten, dass die mechanischen Eigenschaften mehr Variabilität als bei kommerziellen ET zeigen. Um diesen Effekt einzudämmen, wurden die Labormuster für eine Studie stets nur von ein und derselben Person gefertigt. Darüber hinaus wurden die Labormuster aus einer gefertigten Charge stets auf alle Versuchsgruppen verteilt. Im vorliegenden Fall wird unter einer Charge die Anzahl an Labormustern verstanden, die aus einem Ansatz angerührten Silikons bei einmaligem Spritzguss nach der Vernetzung im Wärmeofen in optisch fehlerfreiem Zustand aus der Gussform entnommen werden konnte.

Die vorliegenden Insertionsversuche werden anhand der summiert unter dem Cochleamodell gemessenen Insertionskräfte bewertet. Dazu werden bei der Darstellung der Rohdaten absolute Zahlenwerte für die gemessenen Insertionskräfte angegeben.

Allerdings existiert noch keine allgemein gültige Referenz für eine atraumatische Insertion eines ET in eine spezifische mittlere Cochleageometrie, gegenüber deren Insertionskräften die eigenen Daten hätten eingeordnet werden können. Aus diesem Grund können bei den vorgestellten Daten jeweils nur die relativen Veränderungen der Insertionskräfte, beispielsweise durch eine geänderte Insertionsgeschwindigkeit oder eine Beschichtung, bewertet werden. Bereits in der Versuchsplanung wurde deswegen stets eine Kontrollgruppe, im Sinne einer laborinternen Referenz, von Proben und Prozessparametern einbezogen (vgl. Tab 4.3, S. 88), um während der Auswertung eine relative Änderung zu deren Insertionskräften bestimmen zu können. Da es aktuell keinen in der wissenschaftlichen Forschung akzeptierten Standardprozess für Insertionsversuche gibt, können die Studien und Werte verschiedener, weltweit agierender Forschungsgruppen nur in Einzelfällen zueinander in Beziehung gesetzt werden (vgl. Übersicht publizierter Cochleamodelle Tab. 4.2, S. 82). Damit ist eine allgemeingültige Aussage und ein Vergleich der absoluten Insertionskräfte eingeschränkt und nur unter Berücksichtigung aller Versuchsparameter möglich.
Grundsätzlich kann die große Anzahl der Untersuchungen der letzten Jahre, die sich näher mit der Morphologie der humanen Cochlea befassen, als Indikator für die klinische Relevanz des Themas angesehen werden. So wurden insbesondere folgende Punkte betrachtet:

- Cochleageometrie (darunter: A-/B-Wert, Höhe, ST-Länge) (Escudé et al. 2006; Marel et al. 2014; Singla et al. 2015; Meng et al. 2016; Alanazi et al. 2018; Grover et al. 2018; Zahara et al. 2019; Singh et al. 2020)
- Modellierung der Cochleageometrie (Alexiades et al. 2015; Schurzig et al. 2016; Deep et al. 2017; Koch et al. 2017; Schurzig et al. 2018, 2021)
- daraus resultierende Effekte für Herstellung, Insertion, intracochleäre Lage von ET und allgemeinem Hörerfolg nach CI-Versorgung (Marel et al. 2014; Meng et al. 2016; Dhanasingh 2018; Ketterer et al. 2018; Kuthubutheen et al. 2019; Khurayzi et al. 2020; Mertens et al. 2020; Dhanasingh 2021)

Khurayzi et al. (2020) stellen die Hypothese auf, dass die Form der basalen Windung als Indikator für die Nähe eines vorgekrümmten ET zum Modiolus verwendet werden kann. Diese Autoren unterscheiden anhand des Verhältnisses von A- zu B-Wert der Cochlea in eine eher runde oder eher elliptisch Form ($B/A < 0{,}75$). Basierend auf der Geometrie eines kommerziellen vorgekrümmten ET wird postuliert, dass dessen gewünschte Endlage an der modiolaren Wand bei elliptischen Cochleae erreicht werden

kann, während bei runden Cochleae ein größerer Abstand zwischen ET und Modiolus zu erwarten ist.
Diese Hypothese wird basierend auf der Visualisierung einer Computertomographie (CT)-Bildgebung und der optischen Überlagerung mit der erwarteten Form des ET aufgestellt. Dabei wird neben dem Eintrittswinkel des ET in die Cochlea (vgl. Abb. 6.1) auch der Einfluss der Querschnittsfläche der ST auf die Lage des ET außer Acht gelassen. Beide Parameter lassen sich bei experimentellen Insertionsversuchen in artifizielle Cochleamodelle gut kontrollieren. Für eine experimentelle Überprüfung der aufgrund visueller Überlagerung gebildeten Hypothese (Khurayzi et al. 2020) würden demnach planare Cochleamodelle variabler Morphologie sowie mit bekannten anthropometrischen Daten benötigt werden, wie sie im Rahmen der vorliegenden Arbeit bereitgestellt wurden. Diese exemplarische Überlegung unterstreicht die von der Autorin postulierte Notwendigkeit eines Sets von Cochleamodellen unterschiedlicher Morphologie.

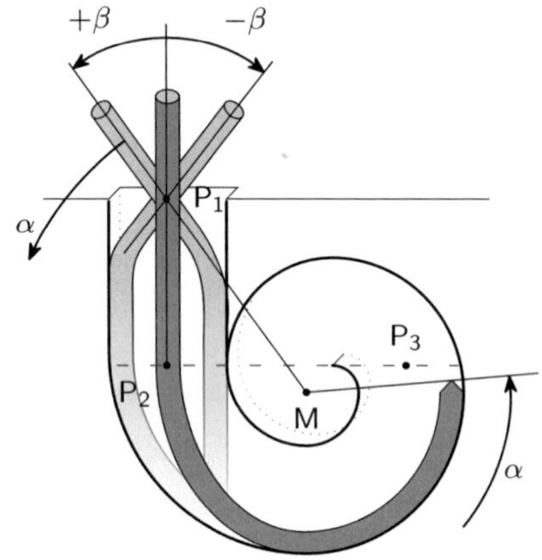

Abbildung 6.1: Schematische Darstellung eines Cochleamodells mit Insertionsrichtung (P_1 nach P_2) und Krümmungsrichtung (P_2 nach P_3). Die Insertionstiefe (hier gemessen in °) wird in der Literatur auch als Insertionswinkel (α) bezeichnet.
Davon abgrenzend wird in der vorliegenden Arbeit vorgeschlagen, die Abweichung der (realen) Insertionsrichtung des ETs von der (geplanten) Insertionsrichtung in der basalen Windung der Cochlea am Eintrittspunkt in die Cochlea (oder das Cochleamodell) zukünftig als Eintrittswinkel (β) zu bezeichnen. [eigene Darstellung]

Zusätzlich zu den geometrischen und prozeduralen Einflüssen auf den Verlauf und Erfolg einer ET-Insertion bietet eine pharmakologisch aktive Beschichtung die Möglichkeit, lokal Medikamente zu applizieren, um Entzündungsreaktionen zu vermeiden. Zusätzlich konnte gezeigt werden, dass hydrophile Beschichtungen das Bindegewebewachstum um den ET und die Degeneration von Spiralganglienzellen vermeiden oder verringern können (Kikkawa et al. 2014; Kinoshita et al. 2015). In diesem Kontext ist die deutliche Verringerung des Wasserkontaktwinkels der in der vorliegenden Arbeit verwendeten Labormuster (115,2 ± 1,8°) durch die Alginatbeschichtung (rund 0°) als sehr vorteilhaft zu bewerten[1].

Fluidmechanische Aktuatoren Die in Kapitel 5 beschriebene Modellbildung eines nachgiebigen, fluidmechanischen Aktuators zur Funktionalisierung eines ET ist als grundsätzliche Machbarkeitsstudie angelegt. Allerdings sind für die kommerzielle Bewertung einige Einschränkungen der Untersuchung zu beachten:

- Bei der Bewertung des vergrößerten Durchmessers durch die Radialdehnung eines unter Druckbeaufschlagung gekrümmten Aktuators wurde nur die Breite der ST und deren Verringerung von basal nach apikal betrachtet (vgl. Kap. 5.3.2 ab S. 109). Die für einen ET zur Verfügung stehende Höhe der ST wurde hier nicht berücksichtigt.
- Die Testkörper und ihre Krümmung nach Druckbeaufschlagung wurden nur für den stärker gekrümmten Teil der Cochlea analysiert (vgl. Abb. 5.4, S. 109). Das bedeutet, dass der initiale, nahezu gerade Teil des Testkörpers für eine klinische Verwendung mittels einer Hülse oder eines Stiletts gerade gehalten werden müsste. Da es jedoch bereits kommerziell verfügbare ET gibt, die mit einer Hülse oder mithilfe eines Stiletts für den Beginn der Insertion stabilisiert und in eine gerade Form gebracht werden (vgl. Kap. 2.2.1, S.41; Adunka et al. 2006; Aschendorff et al. 2017), ist dieser Punkt keine neuartige Herausforderung für eine klinische Umsetzung.
- Bei der verwendeten Synthese zur Bestimmung einer Geometrie für den konischen, nach Druckbeaufschlagung gekrümmten Testkörper wurde zunächst eine lineare Reduktion des Durchmessers von der Basis zur Spitze angenommen. Aufbauend darauf, kann der Verlauf des Radius dieses Testkörpers im initial geraden Fertigungszustand jedoch auch mit einem Polynom beschrieben werden, um so die Anpassung des später unter Druckbeaufschlagung gekrümmten Testkörpers an die Spiralform der Cochlea zu verbessern. Erste Ansätze dazu sind unter Zentner et al. 2017[SH] und Zentner et al. 2019a[SH] beschrieben.
- Für die Verwendung des nachgiebigen Mechanismus wurden grundsätzlich zwei Varianten unter den Begrifflichkeiten „Krümmung unter Druckbeaufschlagung“, was einen initial geraden Testkörper voraussetzt, und „Streckung unter Druckbeaufschlagung“, was einen gekrümmt gefertigten Testkörper erfordert, vorgestellt.

[1] Details der Wasserkontaktwinkelmessung sind unter Hügl et al. 2019b beschrieben

Ein gerader Testkörper der nur unter Druckbeaufschlagung eine Krümmung zeigt, würde im klinischen Anwendungsfall für den Erhalt der gewünschten perimodiolaren Endlage die Aufrechterhaltung des Drucks benötigen. Eine derart langfristige stabile Abdichtung des Systems wäre klinisch eine enorme Herausforderung, wobei zusätzlich noch die Materialermüdung (Kriechen) des dauerhaft unter Druck stehenden Systems zu betrachten wäre. Aus diesem Grund wurde darauf aufbauend bereits die komplementäre Anwendung des nachgiebigen Aktuators, als System zur Streckung eines ursprünglich gekrümmten Testkörpers durch Druckbeaufschlagung, untersucht (Griebel et al. 2017b[SH], Zentner et al. 2019a[SH]).

7 Zusammenfassung und Ausblick

7.1 Zusammenfassung

Ziel der vorliegenden Arbeit war es, ausgewählte Einflussfaktoren auf die Insertionskräfte, die bei der Insertion von Cochlea-Implantat-Elektrodenträgern (CI-ET) auftreten, zu charakterisieren. Dafür wurde zunächst die humane Cochlea segmentiert, um anschließend digitale und physikalische Modelle verwenden zu können. Darauf aufbauende Insertionsstudien betrachteten drei ausgewählte Einflussfaktoren auf Insertionskräfte (Insertionsgeschwindigkeit, Beschichtung des ET, Cochleageometrie). Abschließend wurde ein fluid-mechanischer, nachgiebiger Mechanismus charakterisiert und für die Funktionalisierung im ET bewertet.

Modellbildung der Cochlea In Kapitel 3 (ab S. 53) wurde beschrieben, wie das bereits etablierte Verfahren der Schliffpräparation, als morphologische Schichtbildgebung, automatisiert werden konnte, wodurch sich die Bearbeitungszeit einer Probe halbierte (Hügl et al. 2015b). Darüber hinaus konnte gezeigt werden, dass der Schichtabtrag pro Schicht gegenüber dem manuellen Prozess im Mittel auf 10% gesenkt werden konnte, wodurch die Qualität des rekonstruierten 3D Datensatzes erhöht wird (Hügl et al. 2015b). Anschließend wurde die Rekonstruktionsgenauigkeit des Gesamtprozesses (Probeneinbettung, Scan, Positionsplanung und Einbringen artifizieller Registrierungsmarker, Schliffpräparation, Registrierung der Bilddaten und Export im DICOM-Format) an vier artifiziellen Prüfkörpern analysiert (Hügl et al. 2019a). Es konnte gezeigt werden, dass die Registrierung der einzelnen Schichtbilder im Bilderstapel basierend auf den zusätzlich eingebrachten, künstlichen Registrierungsmarkern (technisch) nicht nötig ist, da das automatisierte Verfahren die Bildposition in vergleichbarer Präzision anfährt. Die Verwendung dieser Registrierungsmarker wird von der Autorin jedoch weiterhin empfohlen, um im Falle eines Gerätefehlers insbesondere Proben mit eingebetteten Humanpräparaten nicht verwerfen zu müssen. Die Bildregistrierung anhand dieser Marker könnte in diesem Fall noch nachträglich durchgeführt

werden. Damit wird dann jedoch keine technische Notwendigkeit abgebildet, sondern einem verantwortungsvollen Umgang mit Humanpräparaten Rechnung getragen.
Für die Modellbildung der Scala tympani (ST) der Cochlea wurden 23 Humanpräparate ($n_{\mu CT} = 14$, $n_{Schliffpräparation} = 9$) segmentiert. In allen Datensätzen wurden die Cochlealänge (A-Wert) und -breite (B-Wert) sowie die Modiolarachse bestimmt. Die anschließende Segmentierung der Punkte auf der modiolaren und lateralen Wand der ST erfolgte in Radialschnitten von 22,5° um die Modiolarachse. In 14 dieser Datensätze wurde zusätzlich die gesamte Kontour der ST segmentiert und in ein digitales Computer-Aided Design (CAD)-Modell überführt (Hügl et al. 2018a), von denen elf als physikalisches 2D-Modell der ST aus PTFE gefertigt wurden. Von diesen wurden acht Cochleamodelle für die Insertionsstudie zur Beschreibung des Einflusses der Cochleageometrie (vgl. Kap. 4.5, S. 94) genutzt.

Insertionsversuche In Kapitel 4 (ab S. 71) wurden drei Insertionsstudien in ein artifizielles Cochleamodell (CM) beschrieben, die jeweils einen Aspekt des Insertionsprozesses von ET betrachten. Zunächst wurden dazu der Insertionsversuchsstand und dessen Steuerungssoftware sowie ein Prozess zur Fertigung von Labormustern nach dem Vorbild kommerzieller ET entwickelt (Hügl et al. 2014b, 2017b, 2018b).
Für die Analyse des Einflusses der Insertionsgeschwindigkeit wurden insgesamt 288 Insertionen mit 24 Labormustern durchgeführt, um 12 Geschwindigkeiten (0,03/ 0,045/ 0,06/ 0,08/ 0,11/ 0,15/ 0,2/ 0,4/ 0,9/ 1,6/ 2,0/ 2,8 mm/s) zu untersuchen. Es konnte gezeigt werden, dass eine Reduktion der Insertionsgeschwindigkeiten zu einer Reduktion der Insertionskräfte führt. Geschwindigkeiten, die noch unterhalb der von CI-Chirurgen manuell erreichbaren Insertionsgeschwindigkeiten liegen ($< 0,9$ mm/s), zeigen eine signifikante Reduktion der Insertionskräfte (Hügl et al. 2017b, 2018b), welche als Risikofaktor für Insertionstraumata gelten. Diese Ergebnisse konnten bei zwei zusätzlichen Untersuchungen mit kommerziellen ET bestätigt werden (Hügl et al. 2018b, Zuniga et al. 2021[SH]). Dazu wurden 27 Insertionen mit drei Slim Straight ET (Cochlear Ltd., Sydney, Australien) und drei Insertionsgeschwindigkeiten (0,03/ 0,4/ 2,0 mm/s) und weitere 55 Insertionen mit fünf Flex^{28} ET (MED-EL, Innsbruck, Österreich) und fünf der bereits untersuchten Geschwindigkeiten (0,03/ 0,11/ 0,4/ 0,9 und 1,6 mm/s) durchgeführt. Durch die Reduktion der Insertionsgeschwindigkeit von 0,4 mm/s auf 0,03 mm/s wurden die Insertionskräfte jeweils signifikant um 68% bei der Insertion der Slim Straight ET und um 50% bei der Insertion der Flex^{28} ET gesenkt.

Für die Analyse des Einflusses einer Beschichtung auf dem ET wurden insgesamt 120 Insertionen mit je 20 beschichteten und unbeschichteten Labormustern durchgeführt. Die aus Braunalgen gewonnene Alginat-Beschichtung dient als Medium, um genetisch modifizierte, mesenchymale Stammzellen zur Produktion eines Wachtumsfaktors (brain-derived neurotrophic factor (BDNF)) in die Cochlea einzubringen. Der dann lokal elutierte, entzündungshemmende Wachstumsfaktor kann damit der Degeneration der Spiralganglienzellen in der Cochlea entgegenwirken und so zum Restgehörerhalt nach Implantation beitragen (Hügl et al. 2019b; Scheper et al. 2019). Die durchgeführte Insertionstudie sollte den Einfluss der Beschichtung auf die Insertionskräfte untersuchen. Es konnte gezeigt werden, dass durch die Beschichtung die Insertionskräfte um 75%, im Vergleich zu den nicht beschichteten Labormustern, gesenkt werden konnten. Eine solche Beschichtung vereint damit die pharmakologische Möglichkeit zur chronischen, lokalen Applikation von Wachstumsfaktoren in der Cochlea mit vorteilhaften Eigenschaften zur signifikanten Reduktion der Insertionskräfte (Hügl et al. 2019b). Da die beiden oberen Schichten der aufgebrachten Beschichtung keine eingebetteten Zellen beinhaltet hatten, ist davon auszugehen, dass der Effekt zur Reduktion der Insertionskräfte auch unabhängig von der Applikation und der Freisetzung der Wachstumsfaktoren zu erzielen ist.
Für die Analyse des Einflusses der Cochleageometrie auf die Insertionskräfte wurden insgesamt 162 Insertionen mit 18 Labormustern in neun CM unterschiedlicher Form durchgeführt, deren Material (PTFE) und Fertigungsverfahren identisch waren. Es konnte gezeigt werden, dass der A-Wert der dem jeweiligen Modell zugrundeliegenden Cochlea den Punkt des ersten Kraftanstiegs während der Insertion signifikant bestimmt. Je größer der A-Wert, desto länger ist der initiale nahezu gerade Anteil des CM und desto später zeigt sich der erste Anstieg der Insertionskräfte. Der B-Wert zeigte nur einen leichten (nicht signifikaten) Zusammenhang mit den Maximalwerten der Insertionskräfte am Ende der Insertion. Die Insertion in CM ist der erste Schritt bei der Bewertung von neu entwickelten ET, gefolgt von Insertionsstudien in Humanpräparate. Daher wird von der Autorin empfohlen, für zukünftige Studien eine anatomisch relevante Auswahl von CM unterschiedlicher Form zu verwenden, um eine potentielle Überanpassung an eine spezifische Modellgeometrie zu vermeiden und gleichzeitig den Vorteil reproduzierbarer und damit vergleichbarer Insertionsstudien nutzen zu können.

Fluidmechanische Aktuatoren In Kapitel 5 (ab S. 99), wurden zunächst die Variationsmöglichkeiten eines nachgiebigen, fluidmechanischen Aktuators zur Funktionalisierung eines ET mit Hilfe eines morphologischen Kastens abgebildet. Die Krümmung eines solchen Aktuators kann nach der Theorie der gekrümmten Stäbe für große Verformungen beschrieben werden. Darauf aufbauend wurde die Skalierbarkeit dieser Beschreibung analytisch nachgewiesen und zusätzlich mittels FE-Simulation visualisiert.

Durch eine drei-stufige Synthesemethode konnte die Ermittlung eines konischen Aktuators, der unter Druckbeaufschlagung einer zuvor definierten Spiralform angepasst sein soll, systematisiert werden. Dazu wurde zunächst die FE-Analyse zylindrischer Testkörper unter Anwendung eines nichtlinearen Materialmodells für Silikon durchgeführt. Anschließend wurde die, je nach simulierter Druckbeaufschlagung unterschiedlich starke, Krümmung der Testkörper bestimmt und daraus ein genähertes, druckabhängiges Elastizitätsmodul (E-Modul) bestimmt. Diese E-Moduln wurden abschließend verwendet, um mit dem analytischen Modell die abschnittsweisen Radien eines Testkörpers zu bestimmen, welcher unter Druckbeaufschlagung eine vordefinierte Krümmung zeigen sollte. Um die Fertigung eines solchen Testkörpers zu erleichtern, wurden die abschnittsweisen Radien linearisiert und eine konische Form ermittelt. Aus den in der vorliegenden Arbeit ermittelten perimodiolaren Pfaden für eine kleine, eine mittlere und eine große Cochlea (vgl. Kap. 3 ab S. 53) wurden nach der beschriebenen Synthesemethode drei individuelle konische Testkörper bestimmt.

7.2 Ausblick

Modellbildung der Cochlea Für die weitere Forschungsarbeit auf dem Gebiet der morphologischen Modellbildung der Cochlea sollte die Frage nach der Genauigkeit und Reproduzierbarkeit bisher verwendeter Segmentierungsmethoden gestellt werden. Die bisher berichtete anatomische Variabilität der anthropometrischen Daten der humanen Cochlea (z.B. ihre Länge, sowie A- und B-Werte) geht auf die Vermessung basierend auf einerseits unterschiedlichen Bilddaten (Histologie, Radiologie, Ausgussmodelle; vgl. Kap. 3.3 ab S. 63) sowie andererseits mit unterschiedlichen Messmethoden zurück. Bisher wurde weder der Einfluss der Bilddatenquelle noch die intra- oder interindividuelle Reproduzierbarkeit der Messergebnisse der einzelnen Segmentierungsverfahren charakterisiert und deren Einfluss auf die beschriebene Variabilität der Anatomie der humanen Cochlea analysiert.

Physikalische Modelle der Cochlea zur Nutzung in Insertionsstudien bieten gegenüber der Nutzung von Humanpräparaten den Vorteil einer reproduzierbaren Versuchsumgebung, die die Durchführung mit statistisch relevantem Stichprobenumfang erst ermöglicht. Aus diesem Grund sollte das Set planarer CM in anatomischer Variabilität um die Abbildung der dreidimensionalen Spiralform der Cochlea ergänzt werden, um Vergleiche mit Insertionsstudien in Humanpräparate zu vereinfachen (Avci et al. 2014, 2017; Verberne et al. 2017). Für dieses Vorhaben kann auch auf zwischenzeitlich veröffentlichte Datenbanken für humane Felsenbeinpräparate zurückgriffen werden (Gerber et al. 2017; Sieber et al. 2019).

Insertionsversuche Die Charakterisierung weiterer Einflussfaktoren auf das Insertionsverhalten von CI-Elektrodenträgern und der dabei entstehenden Insertionskräfte ist notwendig, um das langfristige Ziel der Formulierung einer Heuristik für die präexperimentelle Schätzung der zu erwartenden Insertionskräfte erreichen zu können. Bisher dienen die gemessenen Insertionskräfte als Datenbasis für die post-experimentelle Bewertung einer Insertion. Sobald eine Heuristik für die prä-experimentelle Bestimmung zu erwartender Insertionskräfte existiert, kann die Messung der Insertionskräfte auch zur Bewertung des aktuellen Verlaufs der Insertion herangezogen werden. Damit bietet sich die Möglichkeit für eine zeitnahe Warnung bei auftretenden Fehlern wie tip fold-over (Umknicken der Spitze des ET) oder buckling (Knicken des ET). Ein solcher Schutzmechanismus wäre insbesondere für die klinische Anwendung von Vorteil, da hier die visuelle Beurteilung der Insertion zur Vermeidung von iatrogenem Trauma nicht direkt möglich ist. Kobler et al. (2015) haben gemittelte Insertionskraftkurven dreier kommerzieller ET mit einer Exponentialfunktion genähert und damit einen ersten Schritt für die analytische Beschreibung gezeigt. Der Einfluss des Eintrittswinkels des ETs in die Cochlea ist dabei als ein noch zu untersuchender Faktor zu nennen (Torres et al. 2018a; vgl. Abb. 6.1, S. 122). Zusätzlich ist zu klären, ob die manuell erreichbare Genauigkeit bei der Ausrichtung eines CM oder Humanpräparates ausreichend für die Einhaltung eines vorteilhaften Eintrittswinkels ist. Damit könnte auch die Frage nach der Notwendigkeit technisch unterstützter Methoden zur Ausrichtung eines Humanpräparates für Insertionsversuche beantwortet werden, was wiederum für die Planung weiterer Insertionsstudien relevant ist.
Die in der vorliegenden Arbeit durchgeführten Insertionsstudien nutzten die summiert unter dem CM gemessene Insertionskraft zur Bewertung der variierten Parameter (Insertionsgeschwindigkeit, Beschichtung des ET, Cochleageometrie). Einige Veröffentlichungen anderer Forschungsgruppen ziehen den Druck innerhalb der ST, insbesondere

dessen Veränderung, während der Insertion zur Bewertung der Insertion und des Risikos von iatrogenem Trauma heran (Todt et al. 2014, 2016; Mittmann et al. 2017; Lauer et al. 2019; Ordonez et al. 2019; Riemann et al. 2020). Bisher ist es nicht direkt möglich, diese Experimente mit Experimenten, die die Insertionskraft messen, zu vergleichen. Aus diesem Grund wird die Kombination dieser beiden Messmethoden vorgeschlagen, um so die bestehende Interpretationslücke zu schließen und die bisher getrennte Entwicklung dieser Methoden zusammen zu führen. Mangels Vergleichsmöglichkeit kann auch die Frage, ob eine dieser Methoden Vorteile für eine klinische Nutzung zeigt, aktuell nicht abschließend beantwortet werden.
Alle bisher aufgeführten Vorschläge für Methoden und Ziele zukünftiger Insertionsstudien in Laborversuchen zeigen die Notwendigkeit für die Formulierung eines (idealerweise labor-übergreifenden) Standards zur Durchführung dieser Versuche, beispielsweise unter Nutzung einer Matrix von definierten Material- und Methodendetails:

- Art der Ausrichtung der Insertionsachse zum Cochleamodell
- bestehendes Set/ Auswahl an 2D- und 3D-Cochleamodellen (mit veröffentlichten Daten und definierter Fertigungs- und Materialempfehlung)
- Auswahl an Fluiden zur Füllung der Modelle oder Humanpräparate
- Auswahl an Insertionsgeschwindigkeiten
- Art der Messdatenerfassung (Video, Druck, Kraft)

Damit könnte vermieden werden, dass in Studien die explizite Beschreibung von Details wie Fluidfüllung von Modellen oder die Nennung der verwendeten Insertionsgeschwindigkeiten fehlt. Zusätzlich kann damit als (langfristiges) Ziel die Vergleichbarkeit und damit Nachnutzung der weltweit durchgeführten Studien in Metastudien oder Reviews durch eine Reduktion der Prozessparameter auf eine erprobte Auswahl erhöht werden. Die Aussagekraft von Insertionsstudien mit Messung der Insertionskräfte ist aktuell durch das Fehlen von klinischen Messdaten, welche von den Labormessungen bestmöglich nachgebildet werden sollten, eingeschränkt. Die fortschreitende Entwicklung von miniaturisierten Kraftsensoren und Tools zur Messung der Insertionskräfte macht eine zukünftig klinische Nutzung in manuellen Insertionstools möglich. Damit wäre erstmalig die Erhebung von klinischen Insertionskraftmessungen, während der Insertion eines ET in die Cochlea eines Patienten, möglich. Aus Gründen des Patientenschutzes ist dies zunächst ausschließlich bei der Versorgung von Patienten ohne Restgehör in Betracht zu ziehen. Diese klinischen Daten könnten anschließend als Referenz für experimentell erhobene Daten dienen und damit die Weiterentwicklung der ET hinsichtlich Design, Materialauswahl und (pharmakologischer) Beschichtung unterstützen

sowie auch die weitere Untersuchung des zunächst noch manuellen Insertionsprozesses und dafür entwickelter Assistenzsysteme.
Die dadurch mögliche verbesserte Vergleichbarkeit von Insertionsstudien untereinander und gegenüber dem klinischen Verlauf kann die Beschreibung und das Verständnis des Einflusses individueller Parameter auf die Insertion und damit auf das Risiko iatrogener Traumata verbessern. Aus den zu erwartenden Erkenntnissen ließen sich langfristig klinische Vorteile ableiten und realisieren:

- patientenindividuelle Empfehlungen für ortsabhängige Insertionsparameter bei manueller oder automatisierter Insertion
- Identifikation individueller Risikobereiche für Insertionstraumata am Gewebe sowie für Buckling oder Tip Fold-over des ETs im Verlauf der Insertion in die ST
- Unterstützung der „Soft Surgery“ (Lehnhardt 1993) und der Empfehlung allgemein langsamer Insertionen (Lenarz 2017c), durch Empfehlung eines konkreten Wertes der anzustrebenden Insertionsgeschwindigkeit
- Entwicklung eines Vorhersagemodells der zu erwartenden Insertionskräfte bei Insertion eines bekannten ETs in die mittels DVT-Scan ermittelte individuelle Cochleageometrie mit prä-operativ geplanten Insertionsparametern (Insertionstrajektorie, Insertionsgeschwindigkeit, manuelle oder automatisierte Insertion)
- klinische Echtzeit-Insertionskraftüberwachung mit Warnungen bei individuell zu hohen Insertionskräften (basierend auf vorgenannter individueller Insertionskraftprognose)

Darüber hinaus lässt sich die in der vorliegenden Arbeit verwendete Alginatbeschichtung grundsätzlich auch ohne eingebettete Zellen auf dem ET anwenden. Damit fällt zwar zunächst der neuroprotektive Effekt des von den eingebetteten Zellen elutierten Wachstumsfaktors weg, allerdings ist zu erwarten, dass die Insertionskräfte auch allein aufgrund der Beschichtung deutlich reduziert werden. Diese Annahme kann getroffen werden, da der schichtweise Auftrag der untersuchten Beschichtung von drei zellfreien Alginatschichten auf dem Labormuster abgeschlossen wurde. Es ist anzunehmen, dass die klinische Zulassung einer Beschichtung ohne eingebettete Zellen einfacher erreicht werden kann, sodass dadurch die kurzfristige, klinische Nutzung der Beschichtung zur Senkung der Insertionskräfte möglich wäre. Der Auftrag als Tauchbeschichtung auf dem ET könnte direkt vor der Insertion in die Cochlea während der Operation durchgeführt werden.

Langfristig darf von den neuroprotektiven Eigenschaften durch die lokale BDNF Produktion auf dem ET ein hoher Nutzen für Patienten erwartet werden. Aguado et al. (2012) und Foster et al. (2017) haben zusätzlich postuliert, dass Zellen gegen Scherung und dadurch resultierende Schädigung der Zellmembran durch Einbettung in Alginat geschützt werden können. Die darauf aufbauende Hypothese, dass die Alginateinbettung nicht nur die Migration der Zellen vom ET weg verhindert, sondern die Überlebenshäufigkeit der Zellen nach Insertion erhöht, ist zukünftig durch Untersuchungen der Zellviabilität nach Retraktion des ET aus dem CM noch zu belegen.

Fluidmechanische Aktuatoren Die in der vorliegenden Arbeit untersuchte Hypothese, dass die Funktionalisierung eines ET mit einem nachgiebigen, fluid-mechanischen Aktuator für die gezielte Krümmung desselben verwendet werden kann, konnte durch die dargestellten analytischen und numerischen Untersuchungen bestätigt werden. Allerdings ist die komplementäre Nutzung des nachgiebigen Mechanismus (zur Streckung des im spannungsfreien Zustand gekrümmten ET unter Druckbeaufschlagung) relevant für die klinische Anwendung und sollte daher im Mittelpunkt zukünftiger Forschung stehen. Die Synthese zur Definition eines Testkörpers aus Silikon, der unter Druckbeaufschlagung eine nahezu gerade Form annimmt und im spannungsfreien Zustand einer spezifischen, vordefinierten Cochleaform entspricht, besteht bereits (Zentner et al. 2019a[SH]) und ist zukünftig zu erweitern, sodass der Einfluss der in den ET eingebetteten Elektrodenkontakte sowie ihrer Kontaktdrähte auf das Krümmungsverhalten berücksichtigt werden kann. Darüber hinaus ist die Miniaturisierung des nachgiebigen Mechanismus in einem physikalischen Testkörper der schrittweise um die Elektrodenkontakte und die Kontaktdrähte ergänzt wird, eine Herausforderung für die experimentelle Untersuchung.

Abgesehen, von der Nutzung im ET, kann die Funktionsweise des in der vorliegenden Arbeit vorgestellten nachgiebigen Mechanismus auch in Endoskopen, für medizinische und technische Applikationen, zur Anwendung kommen. Im Gegensatz zum Anwendungsfall im ET, steht in diesem Fall insbesondere die wiederholte Nutzung des nachgiebigen Mechanismus an einem Objekt im Fokus. Die dadurch bedingte häufige Druckbeaufschlagung des Systems zur Krümmung oder Streckung erfordert die Analyse der Materialermüdung und ihrer Auswirkung auf die Bahntreue bei hohen Zyklenzahlen und ist damit eine Voraussetzung für den kommerziellen Einsatz.

Literatur

acatech, Hrsg. (2017). *Individualisierte Medizin durch Medizintechnik*. acatech POSITION - Deutsche Akademie der Technikwissenschaften. Herbert Utz Verlag.

Adunka, O, J Kiefer, MH Unkelbach, T Lehnert und W Gstoettner (2004). „Development and evaluation of an improved cochlear implant electrode design for electric acoustic stimulation". In: *The Laryngoscope* 114.7, S. 1237–1241.

Adunka, OF, MT Dillon, MC Adunka, ER King, HC Pillsbury und CA Buchman (04/2014). „Cochleostomy versus round window insertions: influence on functional outcomes in electric-acoustic stimulation of the auditory system." In: *Otology & Neurotology* 35 (4), S. 613–618.

Adunka, OF und CA Buchman (21. 10. 2010). *Otology, Neurotology, and Lateral Skull-Base Surgery*. Thieme Georg Verlag.

Adunka, OF, HC Pillsbury und J Kiefer (01/2006). „Combining perimodiolar electrode placement and atraumatic insertion properties in cochlear implantation – fact or fantasy?" In: *Acta Oto-Laryngologica* 126.5, S. 475–482.

Agrahari, V, V Agrahari und AK Mitra (04/2017). „Inner ear targeted drug delivery: what does the future hold?" In: *Therapeutic Delivery* 8 (4), S. 179–184.

Aguado, BA, W Mulyasasmita, J Su, KJ Lampe und SC Heilshorn (04/2012). „Improving Viability of Stem Cells During Syringe Needle Flow Through the Design of Hydrogel Cell Carriers". In: *Tissue Engineering Part A* 18.7-8, S. 806–815.

Alanazi, A und F Alzhrani (2018). „Comparison of cochlear duct length between the Saudi and non-Saudi populations." In: *Annals of Saudi Medicine* 38 (2), S. 125–129.

Alexiades, G, A Dhanasingh und C Jolly (06/2015). „Method to estimate the complete and two-turn cochlear duct length." In: *Otology & Neurotology* 36 (5), S. 904–907.

Alici, G, T Canty, R Mutlu, W Hu und V Sencadas (2018). „Modeling and experimental evaluation of bending behavior of soft pneumatic actuators made of discrete actuation chambers". In: *Soft Robotics* 5.1, S. 24–35.

Arcand, BY (2005). „An Active Surgical Positioning Device for a Cochlear Implant Electrode Array“. Diss. Michigan Technological University.

Arcand, BY, PT Bhatti, NV Butala, J Wang, CR Friedrich und KD Wise (10/2004). „Active positioning device for a perimodiolar cochlear electrode array“. In: *Microsystem Technologies* 10.6-7, S. 478–483.

Ariyanto, M, JD Setiawan, R Ismail, I Haryanto, T Febrina und DR Saksono (2018). „Design and Characterization of Low-Cost Soft Pneumatic Bending Actuator for Hand Rehabilitation“. In: *Proceedings of the 5th International Conference on Information Technology, Computer, and Electrical Engineering (ICITACEE)*.

Aschendorff, A, R Briggs, G Brademann, S Helbig, J Hornung, T Lenarz, M Marx, A Ramos, T Stöver, B Escudé und CJ James (2017). „Clinical investigation of the Nucleus Slim Modiolar Electrode“. In: *Audiology & Neurotology* 22.3, S. 169–179.

Aslan, A, HSVGG Aslan, G Eskiizmir und G Giray (2005). „Effect of thermal energy produced by drilling on the facial nerve: histopathologic evaluation in guinea pigs“. In: *The Journal of Laryngology and Otology* 119.8, S. 600–605.

Avci, E, T Nauwelaers, V Hamacher und A Kral (2017). „Three-Dimensional Force Profile During Cochlear Implantation Depends on Individual Geometry and Insertion Trauma“. In: *Ear and Hearing* 38.3, e168–e179.

Avci, E, T Nauwelaers, T Lenarz, V Hamacher und A Kral (2014). „Variations in microanatomy of the human cochlea“. In: *Journal of Comparative Neurology* 522.14, S. 3245–3261.

Balster, S, GI Wenzel, A Warnecke, M Steffens, A Rettenmaier, K Zhang, T Lenarz und G Reuter (2014). „Optical cochlear implant: evaluation of insertion forces of optical fibres in a cochlear model and of traumata in human temporal bones“. In: *Biomedizinische Technik / Biomedical Engineering* 59.1, S. 19–28.

Banakis Hartl, RM, C Kaufmann, MR Hansen und DJ Tollin (07/2019). „Intracochlear Pressure Transients During Cochlear Implant Electrode Insertion: Effect of Micromechanical Control on Limiting Pressure Trauma.“ In: *Otology & Neurotology* 40 (6), S. 736–744.

Banakis Hartl, RM, JK Mattingly, NT Greene, NF Farrell, SP Gubbels und DJ Tollin (08/2017). „Drill-induced Cochlear Injury During Otologic Surgery: Intracochlear Pressure Evidence of Acoustic Trauma.“ In: *Otology & Neurotology* 38 (7), S. 938–947.

Baron, S, H Eilers, O Hornung, B Heimann, M Leinung, S Bartling, T Lenarz und O Majdani (2006). „Conception of a robot assisted cochleostomy: first experimental results“. In: *Proceedings of the 7th international workshop on research and education in mechatronics (REM 2006), Stockholm, Schweden.*

Baron, S, H Eilers, B Munske, J Toennies, R Balachandran, R Labadie, T Ortmaier und R Webster III (2010). „Percutaneous inner-ear access via an image-guided industrial robot system“. In: *Proceedings of the Institution of Mechanical Engineers, Part H: Journal of Engineering in Medicine* 224.5, S. 633–649.

Bell, B, N Gerber, T Williamson, K Gavaghan, W Wimmer, M Caversaccio und S Weber (2013). „In Vitro Accuracy Evaluation of Image-Guided Robot System for Direct Cochlear Access“. In: *Otology & Neurotology* 34.7.

Berghaus, A, G Rettinger, G Böhme und W Pirsig (1996). *Hals-Nasen-Ohren-Heilkunde.* Hippokrates Verlag GmbH.

Berrang, PG, HV Bluger, H Klosowski und AJ Lupin (2002). „Modiolar hugging electrode array“. US 6374143 B1.

Bhatti, P, JV Beek-King, A Sharpe, J Crawford, S Tridandapani, B McKinnon und D Blake (2015). „Highly flexible silicone coated neural array for intracochlear electrical stimulation“. In: *BioMed Research International* 2015.

Bielamowicz, SA, NJ Coker, HA Jenkins und M Igarashi (05/1988). „Surgical dimensions of the facial recess in adults and children.“ In: *Archives of Otolaryngology–Head & Neck Surgery* 114 (5), S. 534–537.

Billmann, F, O Strobel, A Billeter, O Thomusch, T Keck, EA Langan, A Pfeiffer, F Nickel und BP Müller-Stich (02/2021). „Insufflation pressure above 25 mm Hg confers no additional benefit over lower pressure insufflation during posterior retroperitoneoscopic adrenalectomy: a retrospective multi-centre propensity score-matched analysis.“ In: *Surgical Endoscopy* 35 (2), S. 891–899. ppublish.

Bilodeau, RA, MC Yuen, JC Case, TL Buckner und R Kramer-Bottiglio (10/2018). „Design for Control of a Soft Bidirectional Bending Actuator“. In: *Proceedings of the IEEE/RSJ International Conference on Intelligent Robots and Systems (IROS)*, S. 1–8.

Bögelsack, G (2000). „On fluidmechanical compliant actuators“. In: *Terminology of the theory of machines and mechanisms: proceedings of the19th Working Meeting of*

IFToMM Commission A for Standardization of Terminology. Kaunas (Litauen): Technische Universität Kaunas (KTU), S. 51–56.

Bohl, A, HW Rohm, P Ceschi, G Paasche, A Hahn, S Barcikowski, T Lenarz, T Stöver, HW Pau, KP Schmitz und K Sternberg (09/2012). „Development of a specially tailored local drug delivery system for the prevention of fibrosis after insertion of cochlear implants into the inner ear." In: *Journal of Materials Science. Materials in Medicine* 23 (9), S. 2151–2162.

Boyer, E, A Karkas, A Attye, V Lefournier, B Escude und S Schmerber (2015). „Scalar localization by cone-beam computed tomography of cochlear implant carriers: a comparative study between straight and periomodiolar precurved electrode arrays". In: *Otology & Neurotology* 36.3, S. 422–429.

Büchner, A und L Gärtner (2017). „Technische Entwicklungen bei Cochleaimplantaten". In: *HNO* 65.4, S. 276–289.

Catalano, PJ, S Jonnalagadda und VM Yu (12/2012). „Balloon catheter dilatation of Eustachian tube: a preliminary study." In: *Otology & Neurotology* 33 (9), S. 1549–1552.

Caversaccio, M, K Gavaghan, W Wimmer, T Williamson, J Anso, G Mantokoudis, N Gerber, C Rathgeb, A Feldmann, F Wagner et al. (2017). „Robotic cochlear implantation: surgical procedure and first clinical experience". In: *Acta Oto-Laryngologica* 137.4, S. 447–454.

Ceschi, P, A Bohl, K Sternberg, A Neumeister, V Senz, KP Schmitz, M Kietzmann, V Scheper, T Lenarz, T Stöver und G Paasche (08/2014). „Biodegradable polymeric coatings on cochlear implant surfaces and their influence on spiral ganglion cell survival." In: *Journal of Biomedical Materials Research. Part B, Applied Biomaterials* 102 (6), S. 1255–1267.

Chen, B, K H.N. und C G.M. (2007). „Development of a steerable cochlear implant electrode array". In: *IFMBE Proceedings*. Hrsg. von I F., O N.A.A., U J. und K N.A. Bd. 15.

Chen, W, C Xiong, C Liu, P Li und Y Chen (2019). „Fabrication and Dynamic Modeling of Bidirectional Bending Soft Actuator Integrated with Optical Waveguide Curvature Sensor". In: *Soft Robotics*. epub ahead of print 03/2019.

Chikar, JA, JL Hendricks, SM Richardson-Burns, Y Raphael, BE Pfingst und DC Martin (03/2012). „The use of a dual PEDOT and RGD-functionalized alginate hydrogel coating to provide sustained drug delivery and improved cochlear implant function." In: *Biomaterials* 33 (7), S. 1982–1990.

Chou, CP und B Hannaford (05/1994). „Static and dynamic characteristics of McKibben Pneumatic Artificial Muscles". In: *Proceedings of the IEEE International Conference on Robotics and Automation*. San Diego, CA, USA: IEEE, S. 281–286.

– (02/1996). „Measurement and Modeling of McKibben Pneumatic Artificial Muscles". In: *IEEE Transactions on Robotics and Automation* 12.1, S. 90–102.

Clark, GM, YC Tong, R Black, IC Forster, JF Patrick und DJ Dewhurst (11/1977). „A multiple electrode cochlear implant." In: *The Journal of laryngology and otology* 91 (11), S. 935–945.

Clark, G (2003). *Cochlear Implants: Fundamentals and Applications*. Springer-Verlag New York. 831 S.

Clark, GM und R Shepherd (1984). „Cochlear implant round window sealing procedures in the cat: an investigation of autograft and heterograft materials". In: *Acta Oto-Laryngologica* 98.sup410, S. 5–15.

Clark, JR, L Leon, FM Warren und JJ Abbott (09/2012). „Magnetic guidance of cochlear implants: Proof-of-concept and initial feasibility study". In: *Journal of Medical Devices* 6.3, S. 035002-1 –035002-8.

Clark, JR, FM Warren und JJ Abbott (03/2011). „A scalable model for human scala-tympani phantoms". In: *Journal of Medical Devices* 5.1, S. 014501-1 –014501-10.

Clark, JR (05/2011). „Toward improved cochlear implant insertion using magnetic guidance". Magisterarb. University of Utah.

Cohen, LT, J Xu, SA Xu und GM Clark (11/1996). „Improved and simplified methods for specifying positions of the electrode bands of a cochlear implant array". In: *The American Journal of Otology* 17.6, S. 859–865.

Connolly, F, P Polygerinos, CJ Walsh und K Bertoldi (2015). „Mechanical Programming of Soft Actuators by Varying Fiber Angle". In: *Soft Robotics* 2.1, S. 26–32.

Cuda, D und A Murri (12/2017). „Cochlear implantation with the nucleus slim modiolar electrode (CI532): a preliminary experience". In: *European Archives of Oto-Rhino-Laryngology* 274 (12), S. 4141–4148.

Dadd, F, I Darley, P Gibson, J Parker und C Treaba (2007). „Double stylet insertion tool for a cochlear implant electrode array“. US 7269461 B2.

Daneshi, A, M Farhadi, M Ajalloueyan, M Rajati, SB Hashemi, MM Ghasemi, H Emamdjomeh, A Asghari, M Mohseni, S Mohebbi, F Hosseinzadeh und M Mirsalehi (2020). „Cochlear implantation in children with inner ear malformation: A multicenter study on auditory performance and speech production outcomes“. In: *International Journal of Pediatric Otorhinolaryngology* 132, S. 109901.

Darmohåmmadi, A, HR Naeimi und M Agheli (2018). „Effect of Fiber Angle Variation on Bending Behavior of Semi-Cylindrical Fiber-Reinforced Soft Actuator“. In: *Proceedings of the ASME 2018 International Design Engineering Technical Conferences and Computers and Information in Engineering Conference. (American Society of Mechanical Engineers).* Quebec, Canada.

Dazert, S, JP Thomas, A Loth, T Zahnert und T Stöver (2020). „Cochlea-Implantation: Diagnostik, Indikationen und Ergebnisse der Hörrehabilitation“. In: *Deutsches Ärzteblatt* 117.41, S. 690–700.

De Seta, D, R Torres, FY Russo, E Ferrary, G Kazmitcheff, D Heymann, J Amiaud, O Sterkers, D Bernardeschi und Y Nguyen (02/2017). „Damage to inner ear structure during cochlear implantation: Correlation between insertion force and radio-histological findings in temporal bone specimens.“ In: *Hearing Research* 344, S. 90–97.

Deep, NL, BE Howard, SO Holbert, JM Hoxworth und DM Barrs (07/2017). „Measurement of cochlear length using the 'A' value for cochlea basal diameter: A feasibility study.“ In: *Cochlear Implants International* 18 (4), S. 226–229.

Dhanasingh, A (12/2018). „Why Pre-Curved Modiolar Hugging Electrodes Only Cover The Basal Turn of The Cochlea and Not Beyond that?“ In: *The Journal of International Advanced Otology* 14 (3), S. 376–381.

– (01/2021). „The rationale for FLEX (cochlear implant) electrode with varying array lengths“. In: *World Journal of Otorhinolaryngology - Head and Neck Surgery* 7.1. (epub ahead of print 05/2020), S. 45–53.

Dhanasingh, A, A Dietz, C Jolly und P Roland (05/2019). „Human Inner-ear Malformation Types Captured in 3D“. In: *The Journal of International Advanced Otology* 15.1, S. 77–82.

Dietz, A, M Iso-Mustajärvi, S Sipari, J Tervaniemi und D Gazibegovic (05/2018). „Evaluation of a new slim lateral wall electrode for cochlear implantation: an imaging study in human temporal bones“. In: *European Archives of Oto-Rhino-Laryngology* 275.7, S. 1723–1729.

Doyle, JB, JH Doyle, FM Turnbull, J Abbey und L House (09/1963). „Electrical stimulation in eight nerver deafness. A preliminary report.“ In: *Bulletin of the Los Angeles Neurological Society* 28, S. 148–150.

Eilers, H, S Baron, T Ortmaier, B Heimann, C Baier, TS Rau, M Leinung und O Majdani (2009). „Navigated, robot assisted drilling of a minimally invasive cochlear access“. In: *Proceedings of the IEEE International Conference on Mechatronics (ICM 2009)*. IEEE, S. 1–6.

El Kechai, N, F Agnely, E Mamelle, Y Nguyen, E Ferrary und A Bochot (10/2015). „Recent advances in local drug delivery to the inner ear.“ In: *International Journal of Pharmaceutics* 494 (1), S. 83–101.

Elgeneidy, K, N Lohse und M Jackson (2018). „Bending angle prediction and control of soft pneumatic actuators with embedded flex sensors – A data-driven approach“. In: *Mechatronics* 50, S. 234–247.

Erixon, E, H Högstorp und H Rask-Andersen (2008). „Variational Anatomy of the Human Cochlea: Implications for Cochlear Implantation“. In: *Otology & Neurotology* 30.1, S. 14–22.

Escudé, B, C James, O Deguine, N Cochard, E Eter und B Fraysse (2006). „The size of the cochlea and predictions of insertion depth angles for cochlear implant electrodes.“ In: *Audiology & Neurotology* 11 Suppl 1, S. 27–33.

Eshraghi, AA, R Nazarian, FF Telischi, SM Rajguru, E Truy und C Gupta (10/2012). „The Cochlear Implant: Historical Aspects and Future Prospects“. In: *The Anatomical Record: Advances in Integrative Anatomy and Evolutionary Biology* 295.11, S. 1967–1980.

Al-Fahaam, H, S Davis und S Nefti-Meziani (2017). „A novel, soft, bending actuator for use in power assist and rehabilitation exoskeletons“. In: *Proceedings of the IEEE/RSJ International Conference on Intelligent Robots and Systems (IROS)*. IEEE, S. 533–538.

Al-Fahaam, H, S Davis, S Nefti-Meziani und T Theodoridis (2018). „Novel soft bending actuator-based power augmentation hand exoskeleton controlled by human intention“. In: *Intelligent Service Robotics* 11.3, S. 247–268.

Feierabend, M, S Griebel und L Zentner (2012). „Konzeptionierung und Konstruktion einer äquibiaxialen Zugvorrichtung“. In: *Mechanismentechnik in Ilmenau, Budapest und Niš: Technische Universität Ilmenau, 29.-31. August 2012*, S. 103–114.

Feldmann, A, J Anso, B Bell, T Williamson, K Gavaghan, N Gerber, H Rohrbach, S Weber und P Zysset (09/2016). „Temperature Prediction Model for Bone Drilling Based on Density Distribution and In Vivo Experiments for Minimally Invasive Robotic Cochlear Implantation“. In: *Annals of Biomedical Engineering* 44.5, S. 1576–1586.

Felt, W (2018). „Folded-Tube Soft Pneumatic Actuators for Bending“. In: *Soft Robotics* 6.2, S. 174–183.

Ferlitsch, A, W Reinisch, A Püspök, C Dejaco, M Schillinger, R Schöfl, R Pötzi, A Gangl und H Vogelsang (05/2006). „Safety and efficacy of endoscopic balloon dilation for treatment of Crohn's disease strictures.“ In: *Endoscopy* 38 (5), S. 483–487.

Foster, AA, LM Marquardt und SC Heilshorn (02/2017). „The diverse roles of hydrogel mechanics in injectable stem cell transplantation“. In: *Current Opinion in Chemical Engineering* 15, S. 15–23.

Friedrich, O (2007). *Das Erste - kompakt: Physiologie.* Hrsg. von J Priewe und D Tümmers. Springer.

Frijns, JH, JJ Briaire und JJ Grote (05/2001). „The importance of human cochlear anatomy for the results of modiolus-hugging multichannel cochlear implants.“ In: *Otology & Neurotology* 22 (3), S. 340–349.

Galloway, KC, P Polygerinos, CJ Walsh und RJ Wood (2013). „Mechanically programmable bend radius for fiber-reinforced soft actuators“. In: *16th International Conference on Advanced Robotics (ICAR).* IEEE, S. 1–6.

Gan, RZ, Q Sun, RK Dyer Jr, KH Chang und KJ Dormer (2002). „Three-dimensional modeling of middle ear biomechanics and its applications“. In: *Otology & Neurotology* 23.3, S. 271–280.

Gerber, N, M Reyes, L Barazzetti, HM Kjer, S Vera, M Stauber, P Mistrik, M Ceresa, N Mangado, W Wimmer, T Stark, RR Paulsen, S Weber, M Caversaccio und MAG Ballester (09/2017). „A multiscale imaging and modelling dataset of the human inner ear.“ In: *Scientific Data* 4, S. 170132.

Gillespie, LN, GM Clark, PF Bartlett und PL Marzella (03/2003). „BDNF-induced survival of auditory neurons in vivo: Cessation of treatment leads to accelerated loss of survival effects.“ In: *Journal of Neuroscience Research* 71 (6), S. 785–790.

Gnansia, D, T Demarcy, C Vandersteen, C Raffaelli, N Guevara, H Delingette und N Ayache (06/2016). „Optimal electrode diameter in relation to volume of the cochlea“. In: *European Annals of Otorhinolaryngology, Head and Neck Diseases* 133 Suppl 1, S66–S67.

Granna, J, T Rau, O Majdani und J Burgner-Kahrs (2015). „Konzept fur die Elektrodeninsertion von Cochlea-Implantaten mit tubulären Manipulatoren“. In: *14. Jahrestagung der Deutschen Gesellschaft für Computer- und Roboterassistierte Chirurgie (CURAC)*. Bremen.

Granna, J, TS Rau, TD Nguyen, T Lenarz, O Majdani und J Burgner-Kahrs (2016). „Toward automated cochlear implant insertion using tubular manipulators“. In: *SPIE Proceedings*. Bd. 9786.

Griebel, S, P Fiedler, A Streng, J Haueisen und L Zentner (2012). „Erzeugung von Schraubenbewegungen mittels nachgiebiger Aktuatoren“. In: *Mechanismentechnik in Ilmenau, Budapest und Niš: Technische Universität Ilmenau, 29.-31. August 2012*, S. 91–102.

Griebel, S, S Hügl, TS Rau, O Majdani, C Wystup, T Lenarz und L Zentner (05/2017a). „Adaptiver Elektrodenträger, seine Verwendung und Verfahren zu seiner Insertion“. Dt. Pat. DE 10 2016 003 295 B3.

Griebel, S, S Hügl, TS Rau, O Majdani und L Zentner (2017b). „Nachgiebiger fluidmechanischer Aktuator für eine schonende Implantation am Beispiel eines vorgekrümmten Cochlea-Implantat-Elektrodenträgers“. In: *Tagungsband 12. Kolloquium Getriebetechnik*. Hrsg. von M Beitelschmidt. Dresden, Germany: TUDpress, S. 235–254.

Gröschel, M, A Ernst und D Basta (2018). „Lärminduzierte Neurodegeneration der zentralen Hörbahn“. In: *HNO* 66, S. 258–264.

Grover, M, S Sharma, SN Singh, T Kataria, RS Lakhawat und MP Sharma (03/2018). „Measuring cochlear duct length in Asian population: worth giving a thought!“ In: *European Archives of Oto-Rhino-Laryngology* 275 (3), S. 725–728.

Haeberlin, A, A Zurbuchen, S Walpen, J Schaerer, T Niederhauser, C Huber, H Tanner, H Servatius, J Seiler, H Haeberlin, J Fuhrer und R Vogel (2015). „The first batteryless, solar-powered cardiac pacemaker“. In: *Heart Rhythm* 12.6, S. 1317–1323.

Hamamoto, M, G Murakami und A Kataura (2000). „Topographical relationships among the facial nerve, chorda tympani nerve and round window with special reference to the approach route for cochlear implant surgery.“ In: *Clinical Anatomy* 13 (4), S. 251–256.

Hansen, CC und OM Lauridsen (1981). „Electrode for implantation into the cochlea (II)“. US 4284085 A.

Hardy, M (1938). „The length of the organ of Corti in man“. In: *American Journal of Anatomy* 62.2, S. 291–311.

Helbig, S, C Settevendemie, M Mack, U Baumann, M Helbig und T Stöver (04/2011). „Evaluation of an electrode prototype for atraumatic cochlear implantation in hearing preservation candidates: preliminary results from a temporal bone study.“ In: *Otology & Neurotology* 32 (3), S. 419–423.

Helpard, L, H Li, H Rask-Andersen, HM Ladak und SK Agrawal (01/2020). „Characterization of the human helicotrema: implications for cochlear duct length and frequency mapping“. In: *Journal of Otolaryngology - Head & Neck Surgery* 49.1.

Hochmair-Desoyer, IJ und ES Hochmair (01/1980). „An Eight Channel Scala Tympani Electrode for Auditory Prostheses“. In: *IEEE Transactions on Biomedical Engineering* BME-27.1, S. 44–50.

Hoskins, PR, PV Lawford und BJ Doyle, Hrsg. (2017). *Cardiovascular Biomechanics*. Springer International Publishing.

Hoskison, E, S Mitchell und C Coulson (2017). „Systematic review: Radiological and histological evidence of cochlear implant insertion trauma in adult patients“. In: *Cochlear Implants International* 18.4, S. 192–197.

Howell, LL, SP Magleby und BM Olsen, Hrsg. (22. 02. 2013). *Handbook of compliant mechanisms*. John Wiley und Sons Ltd. 342 S.

Howell, LL (2001). *Compliant Mechanisms*. John Wiley & Sons. 480 S.

Hügl, S, T Blum, T Lenarz, O Majdani und TS Rau (2018a). „Impact of anatomical variations on insertion forces“. In: *Current Directions in Biomedical Engineering* 4.1, S. 509–512.

Hügl, S, F Eckardt, GJ Lexow, O Majdani, T Lenarz und TS Rau (2017a). „Increasing the resolution of morphological 3D image data sets through image stitching: application to the temporal bone“. In: *Computer Methods in Biomechanics and Biomedical Engineering: Imaging & Visualization* 5.6. (epub ahead of print 02/2016), S. 438–445.

Hügl, S, P Erfurt, T Lenarz, O Majdani und TS Rau (09/2019a). „Reconstruction accuracy of an automated serial cross-sectional preparation technique for morphological human temporal bone imaging“. In: *Current Directions in Biomedical Engineering* 5.1, S. 191–194.

Hügl, S, S Griebel, L Zentner, T Lenarz, O Majdani und TS Rau (2016). „Analysis of Fluid-Actuated Cochlear Implant Electrode-Carrier“. In: *Computer Aided Medical Engineering.*

Hügl, S, S Griebel, L Zentner, TS Rau, T Lenarz und O Majdani (06/2015a). „Simulation medizinischer Implantate - Analyse fluidisch aktuierter Cochlea-Implantat-Elektrodenträger“. In: *ANSYS Conference & 33. CADFEM Users Meeting 2015.*

Hügl, S, R Hagemann, JP Kobler, TS Rau, N Pawsey, C Müller, C Nölke, T Ortmaier und O Majdani (2014a). *Laserbasierte Generierung von NiTi-Mikroaktoren durch Laserstrahlsintern für resthörerhaltende, minimal-traumatische Cochlea-Implant-Versorgung.* Abschlussbericht des BMBF-geförderten Projektes GentleCI. Hannover: Technische Informationsbibliothek (TIB), Hannover.

Hügl, S, GJ Lexow, L Harbach, F Eckardt, O Majdani und TS Rau (09/2014b). „Ein Beitrag zur Etablierung navigationsgestützter Insertionsversuche von Cochlea-Implantat-Elektroden mit Kraftmessung“. In: *Tagungsband der Jahrestagung der Deutschen Gesellschaft für Computer- und Roboter Assistierte Chirurgie (CURAC).* Hubertus Feußner.

Hügl, S, GJ Lexow, TS Rau, T Lenarz und O Majdani (2014c). „Image fusion of histological images to generate high resolution datasets of the human middle and inner ear structures“. In: *Biomedical Engineering* 59.S1, S553–S555.

Hügl, S, TS Rau, M Kluge, JP Kobler, T Ortmaier, T Lenarz und O Majdani (04/2014d). „Versuchsumgebung für die temperatur-kontrollierte, experimentelle

Evaluation von Cochlea-Implantat-Elektroden". In: *Tagungsband 85. Jahresversammlung der Deutschen Gesellschaft für HNO-Heilkunde*. Hrsg. von T Deitmer. Deutsche Gesellschaft für Hals-Nasen-Ohren-Heilkunde, Kopf- und Hals-Chirurgie e. V. Mönchengladbach: Rheinware Verlag, S. 47.

Hügl, S, K Rülander, T Lenarz, O Majdani und TS Rau (08/2017b). „Impact of insertion velocity on insertion forces in cochlear implantation surgery". In: *Biomedical Engineering / Biomedizinische Technik*. Bd. 62. S1. Dresden, Germany, S167.

– (12/2018b). „Investigation of ultra-low insertion speeds in an inelastic artificial cochlear model using custom-made cochlear implant electrodes". In: *European Archives of Oto-Rhino-Laryngology* 275.12, S. 2947–2956.

Hügl, S, V Scheper, MM Gepp, T Lenarz, TS Rau und J Schwieger (09/2019b). „Coating stability and insertion forces of an alginate-cell-based drug delivery implant system for the inner ear". In: *Journal of the Mechanical Behavior of Biomedical Materials* 97. (epub ahead of print 05/2019), S. 90–98.

Hügl, S, C Weiss, TS Rau, T Lenarz und O Majdani (04/2015b). „Automatisierung der Schliffpräparation zur dreidimensionalen Rekonstruktion histologischer Proben". In: *Tagungsband 86. Jahresversammlung der Dt. Gesellschaft für HNO-Heilkunde*. Deutsche Gesellschaft für Hals-Nasen-Ohren-Heilkunde, Kopf- und Hals-Chirurgie. Düsseldorf: German Medical Science GMS Publishing House.

Hügl, S, L Zentner, S Griebel, O Majdani und TS Rau (2017c). „Analysis of the customized implantation process of a compliant mechanism with fluidic actuation used for cochlear implant carriers". In: *Engineering for a changing world: 59th IWK, Ilmenau Scientific Colloquium*. Bd. 59. Ilmenau: ilmendia, S. 83.

Hussong, A, TS Rau, T Ortmaier, B Heimann, T Lenarz und O Majdani (2010). „An automated insertion tool for cochlear implants: another step towards atraumatic cochlear implant surgery". In: *International Journal of computer assisted Radiology and Surgery* 5.2, S. 163–171.

Hüttenbrink, K, T Zahnert, C Jolly und G Hofmann (03/2002). „Movements of cochlear implant electrodes inside the cochlea during insertion: an x-ray microscopy study." In: *Otology & Neurotology* 23 (2), S. 187–191.

IFToMM dictionaries online (05/2014). abgerufen am 24.05. 2019. International Federation for the Promotion of Mechanism und Machine Science (IFToMM). URL: `http://www.iftomm-terminology.antonkb.nl/`.

Ilievski, F, AD Mazzeo, RF Shepherd, X Chen und GM Whitesides (2011). „Soft Robotics for Chemists“. In: *Angewandte Chemie International Edition* 50.8, S. 1890–1895.

Ishii, T, M Takayama und Y Takahashi (1995). „Mechanical properties of human round window, basilar and Reissner's membranes.“ In: *Acta Oto-Laryngologica. Supplementum* 519, S. 78–82.

Iso-Mustajärvi, M, H Matikka, F Risi, S Sipari, T Koski, T Willberg, A Lehtimäki, J Tervaniemi, H Löppönen und A Dietz (10/2017). „A New Slim Modiolar Electrode Array for Cochlear Implantation: A Radiological and Histological Study.“ In: *Otology & Neurotology* 38 (9), e327–e334.

Iso-Mustajärvi, M, S Sipari, H Löppönen und A Dietz (2020). „Preservation of residual hearing after cochlear implant surgery with slim modiolar electrode“. In: *European Archives of Oto-Rhino-Laryngology* 227, S. 367–375.

Junqueira, L und J Carneiro (1991). *Histologie*. 3. Aufl. Springer.

Jwair, S, A Prins, I Wegner, RJ Stokroos, H Versnel und HGXM Thomeer (11/2020). „Scalar Translocation Comparison Between Lateral Wall and Perimodiolar Cochlear Implant Arrays - A Meta-Analysis“. In: *The Laryngoscope*.

Kahle, W und M Frotscher (2005). *Taschenatlas Anatomie - Nervensystem und Sinnesorgane*. 9. Aufl. Georg Thieme Verlag.

Kaufmann, CR, AM Henslee, A Claussen und MR Hansen (02/2020). „Evaluation of Insertion Forces and Cochlea Trauma Following Robotics-Assisted Cochlear Implant Electrode Array Insertion“. In: *Otology & Neurotology* 41.5, S. 631–638.

Kawada, T, Y Yanagiya, K Uemura, T Miyamoto, C Zheng, M Li, M Sugimachi und K Sunagawa (2003). „Input-size dependence of the baroreflex neural arc transfer characteristics“. In: *American Journal of Physiology-Heart and Circulatory Physiology* 284, H404–H415.

Ke, J, SX Zhang, L Hu, CS Li, YF Zhu, SL Sun, LF Wang und FR Ma (2016). „Minimally Invasive Cochlear Implantation Assisted by Bi-planar Device: An Exploratory Feasibility Study in vitro“. In: *Chinese medical Journal* 129.20, S. 2476.

Kesler, K, NP Dillon, L Fichera und RF Labadie (2017). „Human Kinematics of Cochlear Implant Surgery: An Investigation of Insertion Micro-Motions and Speed Limitations“. In: *Otolaryngology–Head and Neck Surgery* 157.3, S. 493–498.

Ketten, DR, MW Skinner, G Wang, MW Vannier, GA Gates und JG Neely (11/1998). „In vivo measures of cochlear length and insertion depth of nucleus cochlear implant electrode arrays." In: *The Annals of Otology, Rhinology & Laryngology. Supplement* 175, S. 1–16.

Ketterer, M, A Aschendorff, S Arndt, F Hassepass, T Wesarg, R Laszig und R Beck (2018). „The influence of cochlear morphology on the final electrode array position". In: *European Archives of Oto-Rhino-Laryngology* 275.2, S. 385–394.

Kha, H, B Chen, G Clark und R Jones (2006). „Finite element modeling of final placement and insertion depth of new cochlear implant electrode array embedded with nitinol shape memory alloy actuators". In: *International Conference on Modeling, Simulation & Visualization Methods (MSV)*.

Khurayzi, T, A Dhanasingh, F Almuhawas und A Alsanosi (04/2020). „Shape of the Cochlear Basal Turn: An Indicator for an Optimal Electrode-to-Modiolus Proximity With Precurved Electrode Type". In: *Ear, Nose & Throat Journal* 100.1, S. 38–43.

Kikkawa, YS, T Nakagawa, L Ying, Y Tabata, H Tsubouchi, A Ido und J Ito (2014). „Growth factor-eluting cochlear implant electrode: impact on residual auditory function, insertional trauma, and fibrosis". In: *Journal of Translational Medicine* 12.1, S. 1–9.

Kim, B, SB Lee, J Lee, S Cho, H Park, S Yeom und SH Park (2012). „A comparison among Neo-Hookean model, Mooney-Rivlin model, and Ogden model for chloroprene rubber". In: *International Journal of Precision Engineering and Manufacturing* 13, S. 759–764.

Kinoshita, M, YS Kikkawa, T Sakamoto, K Kondo, K Ishihara, T Konno, N Pawsey und T Yamasoba (04/2015). „Safety, reliability, and operability of cochlear implant electrode arrays coated with biocompatible polymer." In: *Acta Oto-Laryngologica* 135 (4), S. 320–327.

Klenzner, T, CC Ngan, FB Knapp, H Knoop, J Kromeier, A Aschendorff, E Papastathopoulos, J Raczkowsky, H Wörn und J Schipper (07/2009). „New strategies for high precision surgery of the temporal bone using a robotic approach for cochlear implantation." In: *European Archives of Oto-Rhino-Laryngology* 266 (7), S. 955–960.

Kobler, JP, D Beckmann, TS Rau, O Majdani und T Ortmaier (2014). „An automated insertion tool for cochlear implants with integrated force sensing capability". In: *International Journal of computer assisted Radiology and Surgery* 9.3, S. 481–494.

Kobler, JP, A Dhanasingh, R Kiran, C Jolly und T Ortmaier (2015). „Cochlear dummy electrodes for insertion training and research purposes: Fabrication, mechanical characterization, and experimental validation“. In: *BioMed Research International* 2015.

Kobler, JP, J Kotlarski, J Öltjen, S Baron und T Ortmaier (2012). „Design and analysis of a head-mounted parallel kinematic device for skull surgery“. In: *International Journal of computer assisted Radiology and Surgery* 7.1, S. 137–149.

Koch, RW, HM Ladak, M Elfarnawany und SK Agrawal (03/2017). „Measuring Cochlear Duct Length - a historical analysis of methods and results.“ In: *Journal of Otolaryngology - Head & Neck Surgery* 46 (1), S. 19.

Kontorinis, G, T Lenarz, T Stöver und G Paasche (06/2011a). „Impact of the insertion speed of cochlear implant electrodes on the insertion forces.“ In: *Otology & Neurotology* 32 (4), S. 565–570.

Kontorinis, G, G Paasche, T Lenarz und T Stöver (09/2011b). „The effect of different lubricants on cochlear implant electrode insertion forces.“ In: *Otology & Neurotology* 32 (7), S. 1050–1056.

Kontorinis, G, V Scheper, K Wissel, T Stöver, T Lenarz und G Paasche (09/2012). „In vitro modifications of the scala tympani environment and the cochlear implant array surface.“ In: *The Laryngoscope* 122 (9), S. 2057–2063.

Kral, A (09/2013). „Auditory critical periods: a review from system's perspective“. In: *Neuroscience* 247, S. 117–133.

– (2017). „Pathophysiologie des Hörverlusts“. In: *HNO* 65.4, S. 290–297.

Kratchman, LB, GS Blachon, TJ Withrow, R Balachandran, RF Labadie und RJ Webster III (2010). „Toward automation of image-guided microstereotactic frames: a bone-attached parallel robot for percutaneous cochlear implantation“. In: *Workshop on Enabling Technologies for Image-Guided Robotic Interventional Procedures*, S. 30.

Kratchman, LB, D Schurzig, TR McRackan, R Balachandran, JH Noble, RJ Webster III und RF Labadie (2012). „A manually operated, advance off-stylet insertion tool for minimally invasive cochlear implantation surgery“. In: *IEEE Transactions on Biomedical Engineering* 59.10, S. 2792–2800.

Krenzlin, S, C Vincent, L Munzke, D Gnansia, J Siepmann und F Siepmann (04/2012). „Predictability of drug release from cochlear implants." In: *Journal of Controlled Release: official Journal of the Controlled Release Society* 159 (1), S. 60–68.

Kuthubutheen, J, A Grewal, S Symons, J Nedzelski, D Shipp, V Lin und J Chen (2019). „The Effect of Cochlear Size on Cochlear Implantation Outcomes." In: *BioMed Research International* 2019, S. 5849871.

Kuzma, J, HL Seldon und GG Brown (1996). „Self-curving cochlear electrode array". US 5578084 A.

Kuzma, JA (1997). „Cochlear electrode implant assembly with positioning system therefor". US 5645585 A.

– (2000a). „Cochlear electrode array with positioning stylet". US 6119044 A.

– (2000b). „Flexible positioner for use with implantable cochlear electrode array". US 6078841 A.

– (2001). „Cochlear electrode system including distally attached flexible positioner". US 6321125 B1.

Labadie, RF, P Chodhury, E Cetinkaya, R Balachandran, DS Haynes, MR Fenlon, AS Jusczyzck und JM Fitzpatrick (2005). „Minimally invasive, image-guided, facial-recess approach to the middle ear: demonstration of the concept of percutaneous cochlear access in vitro". In: *Otology & Neurotology* 26.4, S. 557–562.

Labadie, RF, J Mitchell, R Balachandran und JM Fitzpatrick (2009). „Customized, rapid-production microstereotactic table for surgical targeting: description of concept and in vitro validation". In: *International Journal of computer assisted Radiology and Surgery* 4.3, S. 273–280.

Lauer, G, J Uçta, L Decker, A Ernst und P Mittmann (07/2019). „Intracochlear Pressure Changes After Cochlea Implant Electrode Pullback-Reduction of Intracochlear Trauma". In: *Laryngoscope Investigative Otolaryngology*.

Lehnhardt, E (1993). „Intracochlear placement of cochlear implant electrodes in soft surgery technique". In: *HNO* 41.7, S. 356–359.

Lenarz, T (2017a). „Cochleaimplantat heute". In: *HNO* 65.4, S. 274–275.

Lenarz, T (2017b). „Cochlear implant - state of the art." In: *GMS current topics in otorhinolaryngology, head and neck surgery* 16, Doc04.

– (2017c). „Cochlear Implant - State of the Art.“ In: *Laryngo-Rhino-Otologie* 96, S123–S151.

Lenarz, T, T Stöver, A Buechner, G Paasche, R Briggs, F Risi, J Pesch und RD Battmer (2006). „Temporal Bone Results and Hearing Preservation with a New Straight Electrode“. In: *Audiology & Neurotology* 11.1, S. 34–41.

Leon, L, MS Cavilla, MB Doran, FM Warren und JJ Abbott (2014). „Scala-Tympani phantom with cochleostomy and round-window openings for cochlear-implant insertion experiments“. In: *Journal of Medical Devices* 8.4, S. 041010/1–041010/10.

Leon, L, FM Warren und JJ Abbott (02/2018). „An In-Vitro Insertion-Force Study of Magnetically Guided Lateral-Wall Cochlear-Implant Electrode Arrays.“ In: *Otology & Neurotology* 39 (2), e63–e73.

Lexow, GJ, M Kluge, NC Gellrich, T Lenarz, O Majdani und TS Rau (03/2018). „On the accuracy of cochlear duct length measurement in computed tomographic images“. In: *European Archives of Oto-Rhino-Laryngology* 275.5, S. 1077–1085.

Lexow, GJ, D Schurzig, NC Gellrich, T Lenarz, O Majdani und TS Rau (2016). „Visualization, measurement and modelling of the cochlea using rotating midmodiolar slice planes“. In: *International Journal of computer assisted Radiology and Surgery* 11.10, S. 1855–1869.

Lexow, GJ (2018). „Entwicklung neuer Methoden zur Vermessung und Modellierung des Innenohrs im Kontext von Cochlea-Implantaten“. Diss. Medizinische Hochschule Hannover.

Liebscher, T, A Mewes, U Hoppe, J Hornung, G Brademann und M Hey (06/2020). „Electrode Translocations in Perimodiolar Cochlear Implant Electrodes: Audiological and Electrophysiological Outcome“. In: *Zeitschrift für Medizinische Physik*. 30.06. 2020 - epub ahead of print.

Linß, S (2015). „Ein Beitrag zur geometrischen Gestaltung und Optimierung prismatischer Festkörpergelenke in nachgiebigen Koppelmechanismen“. Dissertation. Technische Universität Ilmenau.

Liu, W, F Atturo, R Aldaya, P Santi, S Cureoglu, S Obwegeser, R Glueckert, K Pfaller, A Schrott-Fischer und H Rask-Andersen (2015). „Macromolecular organization and fine structure of the human basilar membrane - relevance for cochlear implantation“. In: *Cell and Tissue Research* 360.2, S. 245–262.

Lowe, DG (1999). „Object recognition using SIFT". In: *Proceedings of the International Conference on Computer Vision.*

– (2004a). „Distinctive image features from scale-invariant keypoints". In: *International Journal of computer vision* 60.2, S. 91–110.

– (03/2004b). „Method and apparatus for identifying scale invariant features in an image and use of same for locating an object in an image". US 6711293 B1. US Patent 6,711,293.

Luketina, RR, M Knauer, G Köhler, OO Koch, K Strasser, M Egger und K Emmanuel (06/2014). „Comparison of a standard CO2 pressure pneumoperitoneum insufflator versus AirSeal™: study protocol of a randomized controlled trial". In: *Trials* 15.1.

Majdani, O, S Bartling, M Leinung, T Stöver, M Lenarz, C Dullin und T Lenarz (2008). „Navigationsgeführte minimal-invasive Cochlea-Implantation-Untersuchungen am humanen Felsenbein". In: *Laryngo-Rhino-Otologie* 87.01, S. 18–22.

Majdani, O, T Lenarz, N Pawsey, F Risi, G Sedlmayr und TS Rau (09/2013). „First Results with a Prototype of a new Cochlear Implant Electrode featuring Shape Memory Effect." In: *Biomedizinische Technik / Biomedical Engineering.*

Majdani, O, TS Rau, S Baron, H Eilers, C Baier, B Heimann, T Ortmaier, S Bartling, T Lenarz und M Leinung (2009). „A robot-guided minimally invasive approach for cochlear implant surgery: preliminary results of a temporal bone study". In: *International Journal of computer assisted Radiology and Surgery* 4.5, S. 475–486.

Majdani, O, D Schurzig, A Hussong, T Rau, J Wittkopf, T Lenarz und RF Labadie (2010). „Force measurement of insertion of cochlear implant electrode arrays in vitro: comparison of surgeon to automated insertion tool". In: *Acta Oto-Laryngologica* 130.1, S. 31–36.

Mann, AE, THR Lenarz, JA Kuzma und WV Harrison (2001). „Inflatable cochlear electrode array and method of making same". US 6266568 B1.

Marel, KS van der, JJ Briaire, R Wolterbeek, J Snel-Bongers, BM Verbist und JHM Frijns (2014). „Diversity in cochlear morphology and its influence on cochlear implant electrode position." In: *Ear and Hearing* 35 (1), e9–20.

Martinez, RV, JL Branch, CR Fish, L Jin, RF Shepherd, RM Nunes, Z Suo und GM Whitesides (2013). „Robotic tentacles with three-dimensional mobility based on flexible elastomers". In: *Advanced Materials* 25.2, S. 205–212.

McJunkin, JL, N Durakovic, J Herzog und CA Buchman (01/2018). „Early Outcomes With a Slim, Modiolar Cochlear Implant Electrode Array.“ In: *Otology & Neurotology* 39 (1), e28–e33.

Mei, X, R Glueckert, A Schrott-Fischer, H Li, HM Ladak, SK Agrawal und H Rask-Andersen (04/2020). „Vascular Supply of the Human Spiral Ganglion: Novel Three-Dimensional Analysis Using Synchrotron Phase-Contrast Imaging and Histology“. In: *Scientific Reports* 10.1.

Meng, J, S Li, F Zhang, Q Li und Z Qin (10/2016). „Cochlear Size and Shape Variability and Implications in Cochlear Implantation Surgery.“ In: *Otology & Neurotology* 37 (9), S. 1307–1313.

Mertens, G, VV Rompaey, PV de Heyning, E Gorris und V Topsakal (2020). „Prediction of the Cochlear Implant Electrode Insertion Depth: Clinical Applicability of two Analytical Cochlear Models“. In: *Scientific Reports* 10.3340.

Min, KS, SB Jun, YS Lim, SI Park und SJ Kim (2013). „Modiolus-hugging intracochlear electrode array with shape memory alloy.“ In: *Computational and Mathematical Methods in Medicine* 2013, S. 250915.

Miroir, M, Y Nguyen, G Kazmitcheff, E Ferrary, O Sterkers und AB Grayeli (2012). „Friction force measurement during cochlear implant insertion: application to a force-controlled insertion tool design“. In: *Otology & Neurotology* 33.6, S. 1092–1100.

Miron, G, B Bédard und JS Plante (2018). „Sleeved bending actuators for soft grippers: A durable solution for high force-to-weight applications“. In: *Actuators*. Bd. 7. 3. Multidisciplinary Digital Publishing Institute, S. 40.

Mirsalehi, M, TS Rau, L Harbach, S Hügl, S Mohebbi, T Lenarz und O Majdani (02/2017). „Insertion forces and intracochlear trauma in temporal bone specimens implanted with a straight atraumatic electrode array“. In: *European Archives of Oto-Rhino-Laryngology* 274.5, S. 2131–2140.

Mirzadeh, H und F Abbasi (02/2004). „Segmented detachable structure of cochlear-implant electrodes for close-hugging engagement with the modiolus.“ In: *Journal of Biomedical Materials Research. Part B, Applied Biomaterials* 68 (2), S. 191–198.

Mistrik, P, C Jolly, D Sieber und I Hochmair (2018). „Challenging aspects of contemporary cochlear implant electrode array design“. In: *World Journal of Otorhinolaryngology - Head and Neck Surgery* 3.4 (4), S. 192–199.

Mittmann, P, A Ernst und I Todt (2014). „Intracochlear pressure changes due to round window opening: a model experiment." In: *The Scientific World Journal* 2014, S. 341075.

Mittmann, P, M Mittmann, A Ernst und I Todt (04/2017). „Intracochlear Pressure Changes due to 2 Electrode Types: An Artificial Model Experiment." In: *Otolaryngology–Head and Neck Surgery* 156 (4), S. 712–716.

Mittmann, P, G Rademacher, S Mutze, F Hassepass, A Ernst und I Todt (2015a). „Evaluation of the Relationship between the NRT-Ratio, Cochlear Anatomy, and Insertions Depth of Perimodiolar Cochlear Implant Electrodes." In: *BioMed Research International* 2015, S. 706253.

Mittmann, P, I Todt, T Wesarg, S Arndt, A Ernst und F Hassepass (08/2015b). „Electrophysiological Detection of Intracochlear Scalar Changing Perimodiolar Cochlear Implant Electrodes: A Blinded Study." In: *Otology & Neurotology* 36 (7), S. 1166–1171.

Mom, T, A Bachy, A Houette, Y Pavier, R Pastourel, J Gabrillargues, N Saroul, L Gilain und P Avan (04/2016). „Cochlear implantation through the round window with a straight slotted electrode array: optimizing the surgical procedure". In: *European Archives of Oto-Rhino-Laryngology* 273 (4), S. 853–858.

Mosadegh, B, P Polygerinos, C Keplinger, S Wennstedt, RF Shepherd, U Gupta, J Shim, K Bertoldi, CJ Walsh und GM Whitesides (2014). „Pneumatic networks for soft robotics that actuate rapidly". In: *Advanced Functional Materials* 24.15, S. 2163–2170.

Mudry, A und M Mills (05/2013). „The Early History of the Cochlear Implant". In: *JAMA Otolaryngology–Head & Neck Surgery* 139.5, S. 446.

Nadol, JB (1997). „Patterns of neural degeneration in the human cochlea and auditory nerve: implications for cochlear implantation". In: *Otolaryngology–Head and Neck Surgery* 117.3, S. 220–228.

Nguyen, Y, D Bernardeschi, G Kazmitcheff, M Miroir, T Vauchel, E Ferrary und O Sterkers (02/2015). „Effect of embedded dexamethasone in cochlear implant array on insertion forces in an artificial model of scala tympani". In: *Otology & Neurotology* 36 (2), S. 354–358.

Nguyen, Y, G Kazmitcheff, D De Seta, M Miroir, E Ferrary und O Sterkers (2014). „Definition of metrics to evaluate cochlear array insertion forces performed with forceps, insertion tool, or motorized tool in temporal bone specimens.“ In: *BioMed Research International* 2014, S. 532–570.

Nguyen, Y, M Miroir, G Kazmitcheff, J Sutter, M Bensidhoum, E Ferrary, O Sterkers und A Bozorg Grayeli (2012). „Cochlear implant insertion forces in microdissected human cochlea to evaluate a prototype array“. In: *Audiology & Neurotology* 17 (5), S. 290–298.

Nobel Media AB (2017). *The Nobel Laureates in Physiology or Medicine.* abgerufen am 15.11. 2017. URL: Nobelprize.org.

Ogden, RW (1972). „Large deformation isotropic elasticity - on the correlation of theory and experiment for incompressible rubberlike solids“. English. In: *Proceedings of the Royal Society of London. Series A. Mathematical and Physical Sciences* 326, S. 565–584.

Ordonez, F, C Riemann, S Mueller, H Sudhoff und I Todt (07/2019). „Dynamic intracochlear pressure measurement during cochlear implant electrode insertion“. In: *Acta Oto-Laryngologica* 139.10, S. 860–865.

Paasche, G, L Bögel, M Leinung, T Lenarz und T Stöver (02/2006). „Substance distribution in a cochlea model using different pump rates for cochlear implant drug delivery electrode prototypes.“ In: *Hearing Research* 212 (1-2), S. 74–82.

Parvin, A, H Mirzadeh und M Khorasani (2008). „Physicochemical and biological evaluation of plasma-induced graft polymerization of acrylamide onto polydimethylsiloxane“. In: *Journal of Applied Polymer Science* 107.4, S. 2343–2349.

Payrebrune, KM de und OM O'Reilly (2016). „On constitutive relations for a rod-based model of a pneu-net bending actuator“. In: *Extreme Mechanics Letters* 8, S. 38–46.

Petersen, JS und GF DiBona (1995). „Furosemide elicits immediate sympathoexcitation via a renal mechanism independent of angiotensin II“. In: *Pharmacology & Toxicology* 77.2, S. 106–113.

Peterson, J und PC Dechow (08/2003). „Material properties of the human cranial vault and zygoma“. In: *The Anatomical Record* 274A.1, S. 785–797.

Pettingill, LN, RL Minter und RK Shepherd (03/2008). „Schwann cells genetically modified to express neurotrophins promote spiral ganglion neuron survival in vitro.“ In: *Neuroscience* 152 (3), S. 821–828.

Pettingill, LN, AK Wise, MS Geaney und RK Shepherd (04/2011). „Enhanced auditory neuron survival following cell-based BDNF treatment in the deaf guinea pig.“ In: *PLOS ONE* 6 (4), e18733.

Pialoux, P, CH Chouard, B Meyer und C Fugain (1979). „Indications and results of the multichannel cochlear implant.“ In: *Acta Oto-Laryngologica* 87 (3-4), S. 185–189.

Pietsch, M, L Aguirre Dávila, P Erfurt, E Avci, T Lenarz und A Kral (08/2017). „Spiral Form of the Human Cochlea Results from Spatial Constraints“. In: *Scientific Reports* 7 (1), S. 7500.

Pile, J und N Simaan (05/2013). „Characterization of friction and speed effects and methods for detection of cochlear implant electrode tip fold-over“. In: *Proceedings of the IEEE International Conference on Robotics and Automation (ICRA)*. IEEE, S. 4409–4414.

Pile, J, GB Wanna und N Simaan (2017). „Robot-assisted perception augmentation for online detection of insertion failure during cochlear implant surgery“. In: *Robotica* 35.7, S. 1598–1615.

Plontke, SK, L Fröhlich, L Wagner, S Kösling, G Götze, U Siebolts, A Liebau und T Rahne (01/2020). „How Much Cochlea Do You Need for Cochlear Implantation?“ In: *Otology & Neurotology* 41.5, S. 694–703.

Poe, DS, J Silvola und I Pyykkö (03/2011). „Balloon Dilation of the Cartilaginous Eustachian Tube“. In: *Otolaryngology–Head and Neck Surgery* 144.4, S. 563–569.

Polygerinos, P, Z Wang, JT Overvelde, KC Galloway, RJ Wood, K Bertoldi und CJ Walsh (2015). „Modeling of Soft Fiber-Reinforced Bending Actuators“. In: *IEEE Transactions on Robotics* 31.3, S. 778–789.

Prenzler, NK, R Salcher, M Timm, L Gaertner, T Lenarz und A Warnecke (2018). „Intracochlear administration of steroids with a catheter during human cochlear implantation: a safety and feasibility study“. In: *Drug Delivery and Translational Research* 8.5, S. 1191–1199.

Prielozny, L (2012). „Konstruktive Optimierung eines automatisierten, kraftsensorischen Insertionstools für Cochleaimplantate“. Diplomarbeit. Magisterarb. Leibniz Universität Hannover.

Puri, S, JL Dornhoffer und PE North (2005). „Contact dermatitis to silicone after cochlear implantation“. In: *The Laryngoscope* 115.10, S. 1760–1762.

Radeloff, A, MH Unkelbach, MG Mack, C Settevendemie, S Helbig, J Mueller, R Hagen und R Mlynski (05/2009). „A coated electrode carrier for cochlear implantation reduces insertion forces.“ In: *The Laryngoscope* 119 (5), S. 959–963.

Rajan, GP, G Kontorinis und J Kuthubutheen (2013). „The effects of insertion speed on inner ear function during cochlear implantation: a comparison study“. In: *Audiology & Neurotology* 18 (1), S. 17–22.

Ramos-Macias, A, ARD Miguel und JC Falcon-González (08/2017). „Mechanisms of electrode fold-over in cochlear implant surgery when using a flexible and slim perimodiolar electrode array“. In: *Acta Oto-Laryngologica* 137.11, S. 1129–1135.

Ramsey, T, P Svider und A Folbe (2017). „Health Burden and Socioeconomic Disparities From Hearing Loss: A Global Perspective“. In: *Otology & Neurotology*.

Ranzani, T, G Gerboni, M Cianchetti und A Menciassi (2015). „A bioinspired soft manipulator for minimally invasive surgery“. In: *Bioinspiration & Biomimetics* 10.3, S. 035008.

Rao, PS (1998). „Interventional pediatric cardiology: state of the art and future directions.“ In: *Pediatric Cardiology* 19 (1), 107–24, discussion 125.

Rask-Andersen, H, W Liu, E Erixon, A Kinnefors, K Pfaller, A Schrott-Fischer und R Glueckert (11/2012). „Human cochlea: anatomical characteristics and their relevance for cochlear implantation.“ In: *The Anatomical Record* 295 (11), S. 1791–1811.

Rau, TS, J Granna, T Lenarz, O Majdani und J Burgner-Kahrs (09/2015). „Tubular Manipulators: A new concept for intracochlear positioning ofan auditory prosthesis“. In: *Biomedizinische Technik / Biomedical Engineering* 60 Suppl 1, s367–s401.

Rau, TS, A Hussong, M Leinung, T Lenarz und O Majdani (2010). „Automated insertion of preformed cochlear implant electrodes: evaluation of curling behaviour and insertion forces on an artificial cochlear model“. In: *International Journal of computer assisted Radiology and Surgery* 5.2, S. 173–181.

Rau, TS, L Harbach, N Pawsey, M Kluge, P Erfurt, T Lenarz und O Majdani (2016a). „Insertion trauma of a cochlear implant electrode array with Nitinol inlay“. In: *European Archives of Oto-Rhino-Laryngology* 273.11, S. 3573–3585.

Rau, TS, S Hügl, T Lenarz und O Majdani (09/2017a). „Toward steerable electrodes. An overview of concepts and current research“. In: *Current Directions in Biomedical Engineering* 3.2.

Rau, TS, A Hussong, A Herzog, O Majdani, T Lenarz und M Leinung (2011). „Accuracy of computer-aided geometric 3D reconstruction based on histological serial microgrinding preparation“. In: *Computer Methods in Biomechanics and Biomedical Engineering* 14.7, S. 581–594.

Rau, TS, M Kluge, A Danasingh, D Sieber, T Lenarz und O Majdani (2016b). „Ein an den minimal-invasiven Zugang zum Innenohr angepasstes Insertionstool und zugehörige CI-Elektrode“. In: *87. Jahresversammlung der Deutschen Gesellschaft für Hals-Nasen-Ohren-Heilkunde, Kopf- und Hals-Chirurgie.* Düsseldorf: German Medical Science GMS Publishing House.

Rau, TS, M Kluge, L Prielozny, JP Kobler, T Lenarz und O Majdani (2013a). „Auf dem Weg zur klinischen Anwendung: Eine Weiterentwicklung des automatisierten Insertionstools für Cochlea-Implantate“. In: *Tagungsband der Jahrestagung der Deutschen Gesellschaft für Computer- und Roboter Assistierte Chirurgie (CURAC).* Hrsg. von W Freysinger. Innsbruck, S. 41–45.

Rau, TS, GJ Lexow, D Blume, M Kluge, T Lenarz und O Majdani (2017b). „Micro-stereotactic frame utilizing bone cement for individual fabrication. An initial investigation of its accuracy.“ In: *SPIE Medical Imaging.* International Society for Optics und Photonics, 101350P–101350P.

Rau, TS, M Nullmeier, J Cramer, S Hügl, N Pawsey, T Lenarz und R Salcher (02/2019). „A Method for Building Individualized Two-Dimensional Artificial Cochlea Models“. In: *Proceedings of the Association for Research in Otolaryngology (ARO) Mid Winter Meeting.* Bd. 42. Baltimore, US, S. 36.

Rau, TS, N Suzaly, N Pawsey, S Hügl, T Lenarz und O Majdani (2018). „Histological evaluation of a cochlear implant electrode array with electrically activated shape change for perimodiolar positioning“. In: *Current Directions in Biomedical Engineering* 4.1, S. 145–148.

Rau, TS, W Würfel, T Lenarz und O Majdani (2013b). „Three-dimensional histological specimen preparation for accurate imaging and spatial reconstruction of the middle and inner ear“. In: *International Journal of computer assisted Radiology and Surgery* 8.4, S. 481–509.

Rebscher, SJ, N Talbot, W Bruszewski, M Heilmann, J Brasell und MM Merzenich (01/1996). „A transparent model of the human scala tympani cavity“. In: *Journal of Neuroscience Methods* 64 (1), S. 105–114.

Rebscher, S, DD Zhou und FG Zeng (12/2018). „Development and Clinical Introduction of the Nurotron Cochlear Implant Electrode Array“. In: *The Journal of International Advanced Otology* 14 (3), S. 392–400.

Rebscher, SJ, M Heilmann, W Bruszewski, NH Talbot, RL Snyder und MM Merzenich (03/1999). „Strategies to improve electrode positioning and safety in cochlear implants“. In: *IEEE Transactions on Biomedical Engineering* 46.3, S. 340–352.

Rebscher, SJ, A Hetherington, B Bonham, P Wardrop, D Whinney und PA Leake (2008). „Considerations for the design of future cochlear implant electrode arrays: Electrode array stiffness, size and depth of insertion“. In: *Journal of Rehabilitation Research and Development* 45.5, S. 731

Reich, U, PP Mueller, E Fadeeva, BN Chichkov, T Stoever, T Fabian, T Lenarz und G Reuter (10/2008). „Differential fine-tuning of cochlear implant material-cell interactions by femtosecond laser microstructuring.“ In: *Journal of Biomedical Materials Research. Part B, Applied Biomaterials* 87 (1), S. 146–153.

Rejali, D, VA Lee, KA Abrashkin, N Humayun, DL Swiderski und Y Raphael (06/2007). „Cochlear implants and ex vivo BDNF gene therapy protect spiral ganglion neurons.“ In: *Hearing Research* 228 (1-2), S. 180–187.

Richardson, RT, AK Wise, BC Thompson, BO Flynn, PJ Atkinson, NJ Fretwell, JB Fallon, GG Wallace, RK Shepherd, GM Clark und SJ O'Leary (05/2009). „Polypyrrole-coated electrodes for the delivery of charge and neurotrophins to cochlear neurons.“ In: *Biomaterials* 30 (13), S. 2614–2624.

Riemann, C, H Sudhoff und I Todt (11/2020). „Effect of Underwater Insertion on Intracochlear Pressure“. In: *Frontiers in Surgery* 7.

Roche, ET, R Wohlfarth, JTB Overvelde, NV Vasilyev, FA Pigula, DJ Mooney, K Bertoldi und CJ Walsh (2014). „A Bioinspired Soft Actuated Material“. In: *Advanced Materials* 26, S. 1200–1206.

Roemer, A, U Köhl, O Majdani, S Klöß, C Falk, S Haumann, T Lenarz, A Kral und A Warnecke (10/2016). „Biohybrid cochlear implants in human neurosensory restoration.“ In: *Stem Cell Research & Therapy* 7 (1), S. 148.

Rohani, P, J Pile, LA Kahrs, R Balachandran, GS Blachon, N Simaan und RF Labadie (04/2014). „Forces and trauma associated with minimally invasive image-guided cochlear implantation.“ In: *Otolaryngology–Head and Neck Surgery* 150 (4), S. 638–645.

Roland, JT (08/2005). „A model for cochlear implant electrode insertion and force evaluation: results with a new electrode design and insertion technique.“ In: *The Laryngoscope* 115 (8), S. 1325–1339.

Roland, PS, W Gstöttner und O Adunka (2005). „Method for hearing preservation in cochlear implant surgery“. In: *Operative Techniques in Otolaryngology-Head and Neck Surgery* 16.2, S. 93–100.

Rosenthal, J, V Mangal, D Walker, M Bennett, TJ Mohun und CW Lo (09/2004). „Rapid high resolution three dimensional reconstruction of embryos with episcopic fluorescence image capture.“ In: *Birth Defects Research. Part C, Embryo Today: Reviews* 72 (3), S. 213–223. ppublish.

Ruigendijk, E und N Friedmann (2017). „A Deficit in Movement-Derived Sentences in German-Speaking Hearing-Impaired Children.“ In: *Frontiers in Psychology* 8, S. 689.

Sabaté, JM, J Villarejo, Y Bouhnik, M Allez, JM Gornet, K Vahedi, R Modigliani und M Lémann (08/2003). „Hydrostatic balloon dilatation of Crohn’s strictures.“ In: *Alimentary Pharmacology & Therapeutics* 18 (4), S. 409–413.

Salcher, R, M Nullmeier, J Cramer, N Pawsey, T Lenarz und TS Rau (07/2019a). „Artificial cochlea model material validation for insertion force measurement“. In: *Conference on Implantable Auditory Prostheses (CIAP)*. Lake Tahoe, CA, US.

– (02/2019b). „Validation of PTFE Artificial Cochlea Model for Insertion Force Measurements“. In: *Proceedings of the Association for Research in Otolaryngology (ARO) Mid Winter Meeting*. Bd. 42. Baltimore, US, S. 36.

Salt, AN und SK Plontke (2005). „Local inner-ear drug delivery and pharmacokinetics“. In: *Drug discovery today* 10.19, S. 1299–1306.

Schendzielorz, P, A Scherzed, K Rak, J Völker, R Hagen, R Mlynski, K Frölich und A Radeloff (05/2014). „A hydrogel coating for cochlear implant arrays with encapsulated adipose-derived stem cells allows brain-derived neurotrophic factor delivery.“ In: *Acta Oto-Laryngologica* 134 (5), S. 497–505.

Scheper, V, A Hoffmann, M Gepp, A Schulz, A Hamm, C Pannier, P Hubka, T Lenarz und J Schwieger (05/2019). „Stem Cell Based Drug Delivery for Protection of Auditory Neurons in a Guinea Pig Model of Cochlear Implantation“. In: *Frontiers in Cellular Neuroscience* 13, S. 177.

Scheper, V, G Paasche, JM Miller, A Warnecke, N Berkingali, T Lenarz und T Stöver (2009). „Effects of delayed treatment with combined GDNF and continuous electrical stimulation on spiral ganglion cell survival in deafened guinea pigs". In: *Journal of Neuroscience Research* 87.6, S. 1389–1399.

Schindler, RA (05/1976). „The cochlear histopathology of chronic intracochlear implantation". In: *The Journal of Laryngology & Otology* 90.5, S. 445–457.

Schurzig, D, RF Labadie, A Hussong, TS Rau und RJ Webster (2010a). „A force sensing automated insertion tool for cochlear electrode implantation". In: *Proceedings of the IEEE International Conference on Robotics and Automation (ICRA 2010)*. IEEE, S. 3674–3679.

Schurzig, D, RF Labadie, A Hussong, TS Rau und RJ Webster III (2012). „Design of a tool integrating force sensing with automated insertion in cochlear implantation". In: *IEEE/ASME Transactions on mechatronics* 17.2, S. 381–389.

Schurzig, D, GJ Lexow, O Majdani, T Lenarz und TS Rau (12/2016). „Three-dimensional modeling of the cochlea by use of an arc fitting approach." In: *Computer Methods in Biomechanics and Biomedical Engineering* 19 (16), S. 1785–1799.

Schurzig, D, M Pietsch, P Erfurt, ME Timm, T Lenarz und A Kral (04/2021). „A cochlear scaling model for accurate anatomy evaluation and frequency allocation in cochlear implantation". In: *Hearing Research* 403, S. 108166.

Schurzig, D, ME Timm, C Batsoulis, R Salcher, D Sieber, C Jolly, T Lenarz und M Zoka-Assadi (2018). „A Novel Method for Clinical Cochlear Duct Length Estimation toward Patient-Specific Cochlear Implant Selection." In: *OTO open* 2 (4), S. 2473974X18800238.

Schurzig, D, RJ Webster III, MS Dietrich und RF Labadie (2010b). „Force of cochlear implant electrode insertion performed by a robotic insertion tool: comparison of traditional versus advance off-stylet techniques". In: *Otology & Neurotology* 31.8, S. 1207.

Schwieger, J, A Warnecke, T Lenarz, KH Esser und V Scheper (2015). „Neuronal survival, morphology and outgrowth of spiral ganglion neurons using a defined growth factor combination". In: *PLOS ONE* 10.8, e0133680.

Seldon, HL, MC Dahm, GM Clark und S Crowe (11/1994). „Silastic with polyacrylic acid filler: swelling properties, biocompatibility and potential use in cochlear implants." In: *Biomaterials* 15 (14), S. 1161–1169.

Senn, P, M Roccio, S Hahnewald, C Frick, M Kwiatkowska, M Ishikawa, P Bako, H Li, F Edin, W Liu, H Rask-Andersen, I Pyykkö, J Zou, M Mannerström, H Keppner, A Homsy, E Laux, M Llera, J Lellouche, S Ostrovsky, E Banin, A Gedanken, N Perkas, U Wank, K Wiesmüller, P Mistrik, H Benav, C Garnham, C Jolly, F Gander, P Ulrich, M Müller und H Löwenheim (2017). „NANOCI - Nanotechnology Based Cochlear Implant With Gapless Interface to Auditory Neurons“. In: *Otology & Neurotology* 38.8, e224.

Sennaroglu, L und E Tahir (05/2016). „Cochlear implantation in a subject with a narrow facial recess: Importance of preoperative radiological findings.“ In: *Cochlear Implants International* 17 (3), S. 158–161.

Seyyedi, M, LM Viana und JB Nadol (09/2014). „Within-subject comparison of word recognition and spiral ganglion cell count in bilateral cochlear implant recipients.“ In: *Otology & Neurotology* 35 (8), S. 1446–1450.

Sharma, A, J Campbell und G Cardon (02/2015). „Developmental and cross-modal plasticity in deafness: evidence from the P1 and N1 event related potentials in cochlear implanted children“. In: *International Journal of Psychophysiology* 95 (2), S. 135–144.

Sharma, A und MF Dorman (2006). „Central auditory development in children with cochlear implants: clinical implications“. In: *Advances in Oto-Rhino-Laryngology* 64, S. 66–88.

Sharma, A, MF Dorman und AJ Spahr (07/2002). „Rapid development of cortical auditory evoked potentials after early cochlear implantation“. In: *Neuroreport* 13 (10), S. 1365–1368.

Sharma, A, PM Gilley, MF Dorman und R Baldwin (09/2007). „Deprivation-induced cortical reorganization in children with cochlear implants“. In: *International Journal of Audiology* 46 (9), S. 494–499.

Sharma, SD, SL Gupta, M Wyatt, D Albert und B Hartley (03/2017). „Safe balloon sizing for endoscopic dilatation of subglottic stenosis in children.“ In: *The Journal of Laryngology and Otology* 131 (3), S. 268–272.

Shepherd, RK, GM Clark, BC Pyman und RL Webb (1985). „Banded intracochlear electrode array: evaluation of insertion trauma in human temporal bones.“ In: *The Annals of Otology, Rhinology & Laryngology* 94 (1 Pt 1), S. 55–59.

Shepherd, RF, F Ilievski, W Choi, SA Morin, AA Stokes, AD Mazzeo, X Chen, M Wang und GM Whitesides (2011). „Multigait soft robot“. In: *Proceedings of the National Academy of Sciences* 108.51, S. 20400–20403.

Shepherd, RK, A Coco und SB Epp (08/2008). „Neurotrophins and electrical stimulation for protection and repair of spiral ganglion neurons following sensorineural hearing loss.“ In: *Hearing Research* 242 (1-2), S. 100–109.

Shepherd, RK, A Coco, SB Epp und JM Crook (2005). „Chronic depolarization enhances the trophic effects of brain-derived neurotrophic factor in rescuing auditory neurons following a sensorineural hearing loss“. In: *Journal of Comparative Neurology* 486.2, S. 145–158.

Shepherd, RK und DB McCreery (2006). „Basis of electrical stimulation of the cochlea and the cochlear nucleus“. In: *Cochlear and Brainstem Implants*. Bd. 64. Karger Publishers, S. 186–205.

Shigley, JE und JJ Uicker (1995). *Theory of Machines and Mechanisms*. 2. Aufl. McGraw-Hill.

Sieber, D, P Erfurt, S John, GRD Santos, D Schurzig, MS Sørensen und T Lenarz (01/2019). „The OpenEar library of 3D models of the human temporal bone based on computed tomography and micro-slicing.“ In: *Scientific Data* 6, S. 180297.

Silbernagl, S und A Despopoulos (2007). *Taschenatlas Physiologie*. 7. Aufl. Thieme Georg Verlag.

Simmons, FB (07/1966). „Electrical Stimulation of the Auditory Nerve in Man“. In: *Archives of Otolaryngology - Head and Neck Surgery* 84.1, S. 2–54.

– (01/1969). „Cochlear Implants“. In: *Archives of Otolaryngology - Head and Neck Surgery* 89.1, S. 61–69.

Singh, A, R Kumar, S Manchanda, AS Bhalla, P Sagar und DVK Irugu (2020). „Radiographic Measurement of Cochlear Duct Length in an Indian Cadaveric Population-Importance of Custom Fit Cochlear Implant Electrodes“. In: *International Archives of Otorhinolaryngology* 24.4, S. 492–495.

Singla, A, D Sahni, AK Gupta, A Aggarwal und T Gupta (02/2015). „Surgical anatomy of the basal turn of the human cochlea as pertaining to cochlear implantation“. In: *Otology & Neurotology* 36 (2), S. 323–328.

Sircoglou, J, M Gehrke, M Tardivel, F Siepmann, J Siepmann und C Vincent (2015). „Trans-Oval-Window Implants, A New Approach for Drug Delivery to the Inner Ear: Extended Dexamethasone Release From Silicone-based Implants“. In: *Otology & Neurotology* 36 (9), S. 1572–1579.

Skinner, SJM, MS Geaney, H Lin, M Muzina, AK Anal, RB Elliott und PLJ Tan (12/2009). „Encapsulated living choroid plexus cells: potential long-term treatments for central nervous system disease and trauma.“ In: *Journal of Neural Engineering* 6 (6), S. 065001.

Stenin, I, S Hansen, M Nau-Hermes, W El-Hakimi, M Becker, J Bredemann, J Kristin, T Klenzner und J Schipper (05/2017). „Minimally invasive, multi-port approach to the lateral skull base: a first in vitro evaluation.“ In: *International Journal of computer assisted Radiology and Surgery* 12 (5), S. 889–895.

Stieghorst, J und T Doll (11/2016a). „Dispersed Hydrogel Actuator for Modiolar Hugging Cochlear Implant Electrode Arrays“. In: *IEEE Transactions on Biomedical Engineering* 63 (11), S. 2294–2300.

Stieghorst, J, D Majaura, H Wevering und T Doll (03/2016b). „Toward 3D Printing of Medical Implants: Reduced Lateral Droplet Spreading of Silicone Rubber under Intense IR Curing.“ In: *ACS applied materials & interfaces* 8 (12), S. 8239–8246.

Stöver, T, P Issing, G Graurock, P Erfurt, Y ElBeltagy, G Paasche und T Lenarz (11/2005). „Evaluation of the advance off-stylet insertion technique and the cochlear insertion tool in temporal bones“. In: *Otology & Neurotology* 26 (6), S. 1161–1170.

Stöver, T und T Lenarz (2009). „Biomaterials in cochlear implants“. In: *GMS current topics in otorhinolaryngology, head and neck surgery* 8.

Su, Y(, J Pile und N Simaan (05/2012). *The Potential Use of Curved Nitinol Stylets for Optimized Robotic Insertion of Perimodiolar Electrode Arrays.* Young Scientist - A High School Research Journal.

Sudhoff, H, P Mittmann und I Todt (2018). „In Vivo Measurement of Middle Ear Pressure Changes during Balloon Eustachian Tuboplasty.“ In: *BioMed Research International* 2018, S. 9519204.

Suzaly, N, S Hügl, O Majdani, T Lenarz und TS Rau (2019). „Histologische Evaluierung des Elektrodenträgers eines Cochlea-Implantats mit einer für elektrische Erwärmung integrierten Formgedächtnislegierung“. In: *Laryngo-Rhino-Otologie* 98, S207–S208.

Todd, CA, F Naghdy und MJ Svehla (2007). „Force application during cochlear implant insertion: an analysis for improvement of surgeon technique“. In: *IEEE Transactions on Biomedical Engineering* 54.7, S. 1247–1255.

Todt, I, A Ernst und P Mittmann (2016). „Effects of different insertion techniques of a cochlear implant electrode on the intracochlear pressure“. In: *Audiology & Neurotology* 21.1, S. 30–37.

Todt, I, P Mittmann und A Ernst (2014). „Intracochlear fluid pressure changes related to the insertional speed of a CI electrode“. In: *BioMed Research International* 2014.

Torres, R, M Drouillard, D De Seta, JL Bensimon, E Ferrary, O Sterkers, D Bernardeschi und Y Nguyen (02/2018a). „Cochlear Implant Insertion Axis Into the Basal Turn: A Critical Factor in Electrode Array Translocation“. In: *Otology & Neurotology* 39 (2), S. 168–176.

Torres, R, H Jia, M Drouillard, JL Bensimon, O Sterkers, E Ferrary und Y Nguyen (08/2018b). „An Optimized Robot-Based Technique for Cochlear Implantation to Reduce Array Insertion Trauma“. In: *Otolaryngology–Head and Neck Surgery* 159.5, S. 900–907.

Torres, R, G Kazmitcheff, DD Seta, E Ferrary, O Sterkers und Y Nguyen (10/2017). „Improvement of the insertion axis for cochlear implantation with a robot-based system“. In: *European Archives of Oto-Rhino-Laryngology* 274.2, S. 715–721.

Tsoumakidou, G, CW Too, G Koch, J Caudrelier, RL Cazzato, J Garnon und A Gangi (03/2017). „CIRSE Guidelines on Percutaneous Vertebral Augmentation.“ In: *Cardiovascular and Interventional Radiology* 40 (3), S. 331–342.

Tykocinski, M, LT Cohen, BC Pyman, T Roland, C Treaba, J Palamara, MC Dahm, RK Shepherd, J Xu, RS Cowan, NL Cohen und GM Clark (03/2000). „Comparison of electrode position in the human cochlea using various perimodiolar electrode arrays.“ In: *The American Journal of Otology* 21 (2), S. 205–211.

Tykocinski, M, E Saunders, LT Cohen, C Treaba, RJ Briggs, P Gibson, GM Clark und RS Cowan (01/2001). „The contour electrode array: safety study and initial patient trials of a new perimodiolar design“. In: *Otology & Neurotology* 22 (1), S. 33–41.

Tykocinski, M und RSC Cowan (03/2005). „Poly-vinyl-alcohol (PVA) coating of cochlear implant electrode arrays: an in-vivo biosafety study.“ In: *Cochlear Implants International* 6 (1), S. 16–30.

Tziviskos, G (2000). „Ribbed electrode for cochlear stimulation". US 6151526 A.

Venail, F, B Bell, M Akkari, W Wimmer, T Williamson, N Gerber, K Gavaghan, F Canovas, S Weber, M Caversaccio et al. (2015). „Manual electrode array insertion through a robot-assisted minimal invasive cochleostomy: Feasibility and comparison of two different electrode array subtypes". In: *Otology & Neurotology* 36.6, S. 1015–1022.

Venail, F, A Vieu, F Artieres, M Mondain und A Uziel (2010). „Educational and employment achievements in prelingually deaf children who receive cochlear implants". In: *Archives of Otolaryngology–Head & Neck Surgery* 136.4, S. 366–372.

Verberne, J, F Risi, L Campbell, S Chambers und S O'Leary (01/2017). „The Effect of Scala Tympani Morphology on Basilar Membrane Contact With a Straight Electrode Array: A Human Temporal Bone Study". In: *Otology & Neurotology* 38 (1), S. 47–53.

Verbist, BM, RMS Joemai, WM Teeuwisse, WJH Veldkamp, J Geleijns und JHM Frijns (08/2008). „Evaluation of 4 multisection CT systems in postoperative imaging of a cochlear implant: a human cadaver and phantom study." In: *American Journal of Neuroradiology* 29 (7), S. 1382–1388.

Verbist, BM, L Ferrarini, JJ Briaire, A Zarowski, F Admiraal-Behloul, H Olofsen, JH Reiber und JH Frijns (2009). „Anatomic considerations of cochlear morphology and its implications for insertion trauma in cochlear implant surgery". In: *Otology & Neurotology* 30.4, S. 471–477.

Vollmann, B, S Müller, D Kundrat, T Ortmaier und LA Kahrs (2015). „Methods for intraoperative, sterile pose-setting of patient-specific microstereotactic frames". In: *SPIE Medical Imaging.* International Society for Optics und Photonics, S. 94150M–94150M.

Wadhwa, R, CF Lagenaur und XT Cui (02/2006). „Electrochemically controlled release of dexamethasone from conducting polymer polypyrrole coated electrode." In: *Journal of Controlled Release : official Journal of the Controlled Release Society* 110 (3), S. 531–541.

Wakimoto, S, K Suzumori und K Ogura (2011). „Miniature Pneumatic Curling Rubber Actuator Generating Bidirectional Motion with One Air-Supply Tube". In: *Advanced Robotics* 25, S. 1311–1330.

Wanna, GB, JH Noble, RH Gifford, MS Dietrich, AD Sweeney, D Zhang, BM Dawant, A Rivas und RF Labadie (09/2015). „Impact of Intrascalar Electrode Location, Electrode Type, and Angular Insertion Depth on Residual Hearing in Cochlear Implant Patients: Preliminary Results.“ In: *Otology & Neurotology* 36 (8), S. 1343–1348.

Wanna, GB, BP O'Connell, DO Francis, RH Gifford, JB Hunter, JT Holder, ML Bennett, A Rivas, RF Labadie und DS Haynes (06/2017). „Predictive factors for short- and long-term hearing preservation in cochlear implantation with conventional-length electrodes.“ In: *The Laryngoscope*.

Warnecke, A, S Sasse, GI Wenzel, A Hoffmann, G Gross, G Paasche, V Scheper, U Reich, KH Esser, T Lenarz, T Stöver und K Wissel (07/2012). „Stable release of BDNF from the fibroblast cell line NIH3T3 grown on silicone elastomers enhances survival of spiral ganglion cells in vitro and in vivo.“ In: *Hearing Research* 289 (1-2), S. 86–97.

Weber, S, K Gavaghan, W Wimmer, T Williamson, N Gerber, J Anso, B Bell, A Feldmann, C Rathgeb, M Matulic, M Stebinger, D Schneider, G Mantokoudis, O Scheidegger, F Wagner, M Kompis und M Caversaccio (2017). „Instrument flight to the inner ear“. In: *Science Robotics* 2.4. eprint: `http://robotics.sciencemag.org/content/2/4/eaal4916.full.pdf`.

Wever, EG und M Lawrence (1954). *Physiological Acoustics*. Princeton University Press.

Williamson, T, X Du, B Bell, C Coulson, M Caversaccio, D Proops, P Brett und S Weber (2014). „Mechatronic feasibility of minimally invasive, atraumatic cochleostomy“. In: *BioMed Research International* 2014.

Williamson, T, K Gavaghan, N Gerber, S Weder, L Anschuetz, F Wagner, C Weisstanner, G Mantokoudis, M Caversaccio und S Weber (2017). „Population statistics approach for safety assessment in robotic cochlear implantation“. In: *Otology & Neurotology* 38.5, S. 759–764.

Wilson, BS und MF Dorman (2008). „Cochlear implants: a remarkable past and a brilliant future“. In: *Hearing Research* 242.1, S. 3–21.

Wise, AK und LN Gillespie (12/2012). „Drug delivery to the inner ear.“ In: *Journal of Neural Engineering* 9 (6), S. 065002.

World Health Organization (2012). *WHO Global Estimates on Prevalence of Hearing Loss.* Hrsg. von World Health Organization.

– (2017). *Global costs of unaddressed hearing loss and cost-effectiveness of interventions: a WHO report.*

– (2021). *World Report on Hearing (WRH).*

Wright, CG und PS Roland (12/2005). „Temporal bone microdissection for anatomic study of cochlear implant electrodes.“ In: *Cochlear Implants International* 6 (4), S. 159–168.

Wrzeszcz, A, B Dittrich, D Haamann, P Aliuos, D Klee, I Nolte, T Lenarz und G Reuter (02/2014). „Dexamethasone released from cochlear implant coatings combined with a protein repellent hydrogel layer inhibits fibroblast proliferation.“ In: *Journal of Biomedical Materials Research. Part A* 102 (2), S. 442–454.

Wrzeszcz, A, M Steffens, S Balster, A Warnecke, B Dittrich, T Lenarz und G Reuter (01/2015). „Hydrogel coated and dexamethasone releasing cochlear implants: quantification of fibrosis in guinea pigs and evaluation of insertion forces in a human cochlea model.“ In: *Journal of Biomedical Materials Research. Part B, Applied Biomaterials* 103 (1), S. 169–178.

Wu, J, L Yan, H Xu, W Tang und FG Zeng (2005). „A curvature-controlled 3D micro-electrode array for cochlear implants“. In: *The 13th International Conference on Solid-State Sensors, Actuators and Microsystems (TRANSDUCERS).*

Würfel, W, H Lanfermann, T Lenarz und O Majdani (10/2014). „Cochlear length determination using Cone Beam Computed Tomography in a clinical setting.“ In: *Hearing Research* 316, S. 65–72.

Wysocki, J (1999). „Dimensions of the human vestibular and tympanic scalae“. In: *Hearing Research* 135.1-2, S. 39–46.

Yoo, SK, G Wang, JT Rubinstein und MW Vannier (2000). „Three-dimensional geometric modeling of the cochlea using helico-spiral approximation“. In: *IEEE Transactions on Biomedical Engineering* 47.10, S. 1392–1402.

Zahara, D, RD Dewi, A Aboet, FM Putranto, ND Lubis und T Ashar (04/2019). „Variations in Cochlear Size of Cochlear Implant Candidates.“ In: *International Archives of Otorhinolaryngology* 23 (2), S. 184–190.

Zanin, MP, M Hellström, RK Shepherd, AR Harvey und LN Gillespie (09/2014). „Development of a cell-based treatment for long-term neurotrophin expression and spiral ganglion neuron survival.“ In: *Neuroscience* 277, S. 690–699.

Zeng, FG, SJ Rebscher, QJ Fu, H Chen, X Sun, L Yin, L Ping, H Feng, S Yang, S Gong, B Yang, HY Kang, N Gao und F Chi (04/2015). „Development and Evaluation of the Nurotron 26-Electrode Cochlear Implant System“. In: *Hearing Research* 322, S. 188–199.

Zentner, L (05/2010). „Mathematical synthesis of compliant mechanism as cochlear implant“. In: *The first Workshop on Micromechanics and Microactuators (MAMM)*. Aachen: Springer.

– (2014). *Nachgiebige Mechanismen*. De Gruyter Oldenburg, S. 141.

Zentner, L und V Böhm (01/2012). „On the Mechanical Compliance of Technical Systems“. In: *Mechanical Engineering*. Hrsg. von M Gokcek. InTech. Kap. 15, S. 13.

Zentner, L, S Griebel und S Hügl (12/2019a). „Fluid-mechanical compliant actuator for the insertion of a cochlear implant electrode carrier“. In: *Mechanism and Machine Theory* 142. (epub ahead of print 08/2019).

Zentner, L, S Griebel, C Wystup, S Hügl, TS Rau und O Majdani (01/2017). „Synthesis process of a compliant fluidmechanical actuator for use as an adaptive electrode carrier for cochlear implants“. In: *Mechanism and Machine Theory* 112, S. 155–171.

Zentner, L, S Hügl, C Wystup, S Griebel, M Issa, TS Rau und O Majdani (06/2016). „Nachgiebiger Elektrodenträger für Cochlea-Implantate mit fluidischer Aktuierung“. In: *Forschung im Ingenieurwesen* 80, S. 57–69.

Zentner, L, M Issa, S Griebel, C Wystup, S Hügl, TS Rau und O Majdani (03/2015). „Nachgiebiger fluidisch aktuierter Elektrodenträger für Cochlea-Implantate“. In: *First IFToMM D-A-CH Conference 2015*. Dortmund.

Zentner, L, M Issa, S Hügl, S Griebel, TS Rau und O Majdani (11/2014). „Compliant Mechanism with Hydraulic Activation Used for Implants and Medical Instruments“. In: *XII International SAUM Conference on Systems, Automatic Control and Measurements*.

Zentner, L und S Linß (2019b). *Compliant Systems: Mechanics of elastically deformable mechanisms, actuators and sensors*. Walter de Gruyter GmbH.

Zhang, J, S Bhattacharyya und N Simaan (05/2009a). „Model and parameter identification of friction during robotic insertion of cochlear-implant electrode arrays“. In: *Proceedings of the IEEE International Conference on Robotics and Automation (ICRA)*, S. 3859–3864.

Zhang, J, JT Roland, S Manolidis und N Simaan (03/2009b). „Optimal path planning for robotic insertion of steerable electrode arrays in cochlear implant surgery“. In: *Journal of Medical Devices* 3.1, S. 011001-1 –011001-10.

Zhang, J und N Simaan (2013). „Design of Underactuated Steerable Electrode Arrays for Optimal Insertions“. In: *Journal of Mechanisms and Robotics* 5.1.

Zhang, J, W Wei, J Ding, JT Roland, S Manolidis und N Simaan (10/2010). „Inroads toward robot-assisted cochlear implant surgery using steerable electrode arrays.“ In: *Otology & Neurotology* 31 (8), S. 1199–1206.

Zhang, J, K Xu, N Simaan und S Manolidis (2006). „A pilot study of robot-assisted cochlear implant surgery using steerable electrode arrays“. In: *International Conference on Medical Image Computing and Computer-Assisted Intervention (MICCAI)*. Springer, S. 33–40.

Zöllner, F und WD Keidel (09/1963). „Gehörvermittlung durch elektrische Erregung des Nervus acusticus“. In: *Archiv für Ohren- Nasen- und Kehlkopfheilkunde* 181.3, S. 216–223.

Zuniga, MG, A Rivas, A Hedley-Williams, RH Gifford, R Dwyer, BM Dawant, LW Sunderhaus, KL Hovis, GB Wanna, JH Noble und RF Labadie (02/2017). „Tip Fold-over in Cochlear Implantation: Case Series.“ In: *Otology & Neurotology* 38 (2), S. 199–206.

Zuniga, MG, S Hügl, B Engst, M Fröhlich, T Lenarz und TS Rau (2021). „The Effect of ultra-slow Velocities on Insertion Forces: A study Using a Highly Flexible Straight Electrode Array“. In: *Otology & Neurotology*. (epub ahead of print 04/2021).

A Anhang

A.1 Teileliste: Insertionsversuchsstand

Die nachfolgend aufgeführte Teileliste bezieht sich auf den Insertionsversuchsstand der eigenen Experimente (vgl. Kap. 4 ab S. 71).

- Grundplatte & Stativteile
  - Grundplatte: Qioptiq, G061312000 (300x220 mm)
  - Stativprofil: Misumi, HFSB6-3030-350 (30x30x350 mm)
  - Handführung: Igus drylin T, TK-01-25-1 200 HKA
- Linearachsen
  - steuerbare Linearachse: Owis, LTM-80M-270
  - manueller x-y-Verschiebetisch: Owis, VT 45-25-XY-SK
- Sensorik
  - 3-D Kraftsensor: ME-Messsysteme, K3D35
  - Messverstärker: ME-Messsysteme, GSV-4USB
  - Mikroskopkamera: DinoLite, AM7013MZT
- Befestigung ET
  - Fasszange: Karl Storz, Ergänzungs-Instrumentarium nach Th. Lenarz: Zängchen
- diverse Adapter (eigene Konstruktion; Fertigung: 3D-Druck (Gerät: Ultimaker 2, Material: Polylactide (PLA)))

A.2 Herstellung artifizieller Perilymphe

Das hier dokumentierte Rezept wurde von der Arbeitsgruppe um Dr. med. vet. Verena Scheper (Pharmakologie des Innenohres, HNO-Klinik, MHH) bereitgestellt und für die zitierten Versuche verwendet (Salcher et al. 2019a).
Chemikalien für die Lösung:

- *NaCl (Natriumchlorid) - 8,4738 g/l*
- *KCl (Kaliumchlorid) - 0,2013 g/l*
- *$MgSO_4$ (Magnesiumsulfat) - 0,2408 g/l (alternativ: $MgSO_4$*$7H_2O$ (Magnesiumsulfat-Heptahydrat) - 0,493 g/l)*
- *HEPES (2-(4-(2-Hydroxyethyl)-1-piperazinyl)-ethansulfonsäure) - 1,1915 g/l*

Verarbeitung:

- *auf 1000 ml mit hochreinem H_2O auffüllen (HPLC-Grad (High Pressure Liquid Chromatography/ Hochdruck-Flüssigkeitschromatographie))*
- *pH-Wert unter Verwendung von NaOH (Natriumhydroxid) auf 7,4 einstellen (Osmolarität 285-294 mOsm/l)*
- *in 4 ml Aliquots aufteilen und bei -20 °C lagern (bis zu 6 Monate stabil)*

Vorbereitung zur Verwendung:

- *4 ml Aliquot auftauen*
- *3,5 ml in sterilen Becher fülllen und mit 5 ml Spritze aufziehen*
- *3,5 mg HSA (Humanes Serum Albumin) abwiegen*
- *HSA in den Becher füllen und vorsichtig auflösen*

A.3 Überblick: in der medizintechnischen Forschung verwendete Silikone

Handelsname	Hersteller	Shore	Zweck	Quelle
Ecoflex 00-50	SO		nachgiebiger Manipulator	Ranzani et al. 2015
Elastosil 4644	Wacker	40A	nachgiebiger Aktuator nachgiebiger Aktuator	Griebel et al. 2012 Zentner et al. 2016
Elastosil RT601	Wacker		Herzschrittmacherkapsel (TV)	Haeberlin et al. 2015
Elastosil Vario40	Wacker	15-40		Zentner et al. 2015
HCRP 50	AS	50A		Puri et al. 2005 Reich et al. 2008
LSR 30	AS	30A	CI-Herstellung (Cochlear, Med-El)	Puri et al. 2005 Reich et al. 2008
LSR 70	AP	70	CI-Herstellung (AB)	Puri et al. 2005
M 3090	Wacker			Parvin et al. 2008
MED 2000	Nusil		Haftmittel	Bhatti et al. 2015
MED 4234	Nusil			Bohl et al. 2012 Ceschi et al. 2014
MED 4735	Nusil			Krenzlin et al. 2012 Sircoglou et al. 2015
Semicosil 932	Wacker		Elektrodenisolation (TV)	Kawada et al. 2003
Silastic	Dow	35A		Clark et al. 1984
Silastic MDX 4-4210	Dow	30A	 CI-Herstellung (Cochlear)	Cohen et al. 1996 Shepherd et al. 1985
Silbione LSR40	AS			Mirzadeh et al. 2004
Sil-Gel 604	Wacker		Elektrodenhaftmittel (TV)	Petersen et al. 1995
Silpuran 2430	Wacker	20A		Stieghorst et al. 2016b
Sylgard 184	Dow	43A	Beschichtung eines CI Drug Delivery CI 3D Druck von Silikon	Balster et al. 2014 Wrzeszcz et al. 2014 Stieghorst et al. 2016b

Legende: AB - Advanced Bionics, Applied Silicone - AS, Smooth-On Inc. - SO, TV - konkrete Anwendung im Tierversuch genannt. Die Nennung von Hersteller und Handelsname der in Publikationen genannten Silikone erhebt keinen Anspruch auf aktuelle kommerzielle Verfügbarkeit dieser Produkte.

A.4 Überblick: Nutzung von Überdruck zur medizinischen Therapie

Für die Überführung des vorgestellten fluid-mechanischen Aktuators in ein medizintechnisches Produkt – als Sonde, Endoskop(spitze) oder Cochlea-Implantat-Elektrodenträger – wird eine umfassende Risikobewertung benötigt. Dazu kann eine Übersicht der bereits in der klinischen Routine verwendeten Therapiemaßnahmen, die ebenfalls mit gezieltem Überdruck arbeiten, hilfreich sein.

Druck	Therapieform	Quelle
12 mbar	Applikation von Druckpulsen ins Mittelohr, durch ein ins Trommelfell eingesetztes Paukenröhrchen, zur Behandlung von Morbus Menière	
16 - 40 mbar	**Laparoskopie** Insufflationsdruck des Bauchraumes mit CO_2	Luketina et al. (2014), Billmann et al. (2021)
1,2 - 1,5 bar	**Infusionsspritzenpumpen** venöse Applikation von Medikamenten, (zugelassen laut DIN EN ISO 8536-4 und -8 bis max. 2 bar)	
	Ballondilatation	
2,4 - 3,5 bar	Dilatation von Verschlüssen des Verdauungstraktes bei Morbus Crohn	Sabaté et al. (2003), Ferlitsch et al. (2006)
10 bar	Dilatation der oberen Atemwege aufgrund von Verengung (z.B. subglottische Stenosen)	Sharma et al. (2017)
3 - 12,2 bar	Dilatation von angeborenen oder erworbenen Obstruktionen von Gefäßen und Herzklappen	Rao (1998)
6,1 - 12,2 bar	Dilatation der Ohrtrompete (Eustachi'sche Röhre) für die Belüftung des Mittelohres und die Herstellung des Druckausgleichs zwischen Umgebungsluftdruck und Druck im Mittelohr, Druckapplikation über eine Dauer von 1 - 2 min	Poe et al. (2011), Catalano et al. (2012), Sudhoff et al. (2018)
20 bar	Dilatation von Herzkranzgefäßen mittels Ballonkathetern, Druckapplikation über eine Dauer von 20 - 60 s Durchmesser Ballonkatheter: 1,5 -5 mm Wandstärke der Ballonkatheter: 20 - 50 μm	
20,7 bar	Ballonkyphoplastik zur Rekonstruktion von Wirbelkörpern	Tsoumakidou et al. (2017)